梅谷 薫

JN275904

ゆがんだ正義感で
他人を支配しようとする人

講談社+α新書
プラスアルファ

はじめに――あなたに迫る「危険な隣人」

「モンスタークレーマー」という言葉が知られるようになってしばらく経つ。お店の商品やサービスに対して、ちょっとしたことで難癖をつけ、大声で怒鳴り散らしたり、店員に土下座をさせてその写真をネットにアップしたりするような人たちのことだ。子どもの教育について学校に怒鳴り込むような「モンスターペアレント」や、病院をターゲットにする「モンスターペイシェント」は、その数年前から世間でかなり話題になっていた。この本で取り上げる対象は、それとは少し違ったタイプの人たちである。話をわかりやすくするために、ここでは、そういう人たちを「危険な隣人」と呼ぶことにしたい。

あなたは最近、「危険な隣人」の被害に遭《あ》ったことはないだろうか？

あるいは「危険な隣人」についての相談を受けたことはないだろうか？

ここでいう「危険な隣人」には、いろいろな人たちが含まれる。

文字通り「お隣《となり》さん」にあたる、自宅の隣人たち。職場で顔を合わせている上司や同僚、あるいは部下。仕事でお付き合いのあるお客様。学校のクラスメイトや趣味のサークルのお友だち。ネットで知り合ったSNSやゲームの仲間たち。さらには、近しい親族や家族などなど。

そういう人たちと毎日うまくやっていけているなら、まったく問題はない。しかし最近、こうしたさまざまな「隣人」との関係が悪化し、一部の人たちが常識の範囲を超えて「凶暴化」して、あなたに無理難題をふっかけたり、「嫌がらせ」をしたりしたことはなかっただろうか？

さらにあなたは、彼らによって「社内いじめ」に遭ったり、「ご近所トラブル」で心身の調子を崩したりしていないだろうか？　ネットの書き込みで誤解を受けて「炎上」を経験したり、ブログを閉鎖せざるをえなくなったりしたことはないだろうか？

こうした事態は、一個人のレベルを超えて広がっている。会社だって、突然「ブラック企業」という烙印《らくいん》を押されれば、収益が悪化するだけでなく、倒産の危機に瀕《ひん》することがある。地方自治体や国のレベルでも、お互いの関係を良好に保つのがとても難しい時代に入ってきている。

このような「危険な隣人」は、どのようにして生まれるのか？

最近、そうしたニュースを見聞きすることが増えたように感じるのはなぜだろうか？
そういう「危険な隣人」に対して、私たちはどのように対応すればよいのか？

この本は、こうした疑問に対して、できるだけ具体的な回答を試みようとするものだ。

なぜ「危険」だと感じるのか？

最初に、ちょっと考えてみたい。
私たちが「この人、ちょっとアブナイんじゃない？」と感じるのはどういう時だろうか？

①こちらの話を聞かない。自分の思い込みだけで行動している
②他人に対してあからさまな「敵意」や「憎しみ」を持っている
③「怒り」や「ねたみ」などの感情をコントロールできない

こういうタイプの人の行動は、「予測」できない。
「どうして、このタイミングで、こんなひどいことができるの？」というような「予想外」の攻撃に出るのである。

私たちは、周りの人が「どのような言動をする人か」を予測して生活している。「あの人なら、こんな時はこうするんじゃないかな?」と思えるから、安心して相談をしたり仕事を頼んだりできる。それが、突然キレてしまったり、豹変《ひょうへん》したりするのでは、とても信頼関係を築くことはできない。

この人は「危険な隣人」だとレッテルを貼《は》りたくはないが、どう見てもそのようにしか表現できない人も中には存在する。「要注意人物」だからと、「距離」を取りながら付き合うことで、お互いに「良好な関係」を保てるのなら、それもやむをえないといえるだろう。

どこで「問題」が起きるのか?

では、どのような「場面」で、私たちは「危険な隣人」に遭遇《そうぐう》してしまうのだろう?

以下の各章で、さまざまなシチュエーションでの「危険な隣人」たちの事例を挙げることで、具体的な「トラブル」とその「対策」を考えていきたい。

第一章　職場編

第二章　マンション編

第三章　ご近所トラブル編
第四章　ハラスメント編
第五章　スクールカースト編

もし、ご自身が身近に経験したトラブル事例があるなら、まずその章を読んでいただくとよいだろう。

第六章では、人はなぜ「悪意」を持つかということについて、心理学的あるいは医学的な解説を試みている。さらに第七章は「対策編」として、この問題を具体的にどのように考え、どのように対処すべきかをまとめてみた。

すべての章を順に読み進む必要はない。ご自身の経験に基づいて、悩んでいる問題について書かれた章、タイトルを見て興味を持った章を読んでいただければよいと思う。

「危険な隣人」の問題は、言葉通り「お隣さん」との確執《かくしつ》から、職場の人間関係、恋愛や結婚、そして家族関係まで、きわめて幅広いものである。

だが最後は結局、「自分の人生をどう生きるか？」という問題に戻ってくる。

「危険な隣人」は、あなたの人生を思い通りに操《あやつ》ろうとしてくる人たちである。彼らの言葉や行動はさまざまだが、その結論はつまるところ、「自分の言いなりになれ！」ということである。

だからこの本で扱うのは、実はあなた自身の「自立」と「自由」に関する問題なのだ。

自分の人生を自分のものとして生きているか？　自分に敵対し、自分を攻撃してくる者から、自分と家族をしっかりと守ることができているか？　その覚悟ができており、言葉や行動が伴っているのならば、私たちはそれを「自由」と呼ぶ。

この本はあなたに、本当に「自由」な人生を歩んでほしい、という願いを込めて書いたものである。

◉目次

はじめに――あなたに迫る「危険な隣人」 3

第一章 危険な隣人～職場編

上司からのいじめ：その① 16
増える「毒になる上司」 20
あなたの隣の「危険な上司」 22
「危険な上司」への三つの対応策 24
上司からのいじめ：その② 26
操り、支配することが無上の喜び 30
「危険な上司」を敵に回したら？ 32
天才的なウソつき 35
「サイコパス上司」に気をつけろ 38
「感情」が欠落した人々 40
「サイコパス上司」の見分け方 41
アメリカ大統領もサイコパス？ 43
幸せに生きることが最高の報復 46

第二章　危険な隣人〜マンション編

「危険な隣人」化するご近所たち　52
実直な管理組合理事長の正体　53
マンション内の村八分に直面　55
本当に怖いのは「悪意」　57
美人で幸せな人がターゲット　60
誰でも「感情のはけ口」になる！　63
「ねたみ」の心理の危険性　64
一人の狂気が集団を狂わせる　66
悪意とねたみの歴史は長い　68
ねたみは「脳」が生み出す？　70
「危険な隣人」との対決　73
「反撃」のチャンスを待つ　76

第三章　危険な隣人〜ご近所トラブル編

隣家の主婦からの執拗なクレーム　80
問題の多い「ご近所さん」　81
不安が人を攻撃的にする　84
隣家の通報で警察トラブルに発展　86
気づかれない「認知症」の問題　90
ご近所トラブルを引き起こす背景　93

「病気」が攻撃性を生む　96
「認知のゆがみ」が怖い　100

第四章　危険な隣人～ハラスメント編

ハラスメントはどこでも起きる　102
F美さんのストーカー被害　103
ストーカーを生み出す条件　104
絶望したストーカーの復讐　107
ストーカー化する人の心理分析　111
ハラスメントとの共通点　115
ハラスメントの三条件　117
ハラスメントに遭わないために　120
ハラスメントへの対処法　122
ひらきなおりのすすめ　123
「味方」を増やす　125
弱い立場なのは実は相手側　126
コミュニケーション不足に注意　127
上司の「コミュ力」をチェック　129
あなた自身の「コミュ力」は？　130
「ネットいじめ」に対処する　132

第五章　危険な隣人〜スクールカースト編

「世代」の違いと「上下関係」　138
「スクールカースト」って何？　139
「スクールカースト」と「いじめ」　140
「上位」に選ばれるためのルール　142
スクールカーストからの逃げ道　144
母親の序列——ママカースト　145
上層階ほどママカーストは上？　146
自由からの逃走　148
「囚人のジレンマ」　150
アクセルロッドの「実験」　152
「しっぺ返し」戦略の敗北　153
カーストに囚われすぎるな！　155

第六章　「ゆがんだ正義感」が悪意を生む

人はなぜ「悪意」を持つか？　160
「いじめ」は「快感」？　162
「悪意」の誕生　164
大量虐殺の主役は小心者の役人？　166
「アイヒマン実験」とは？　168
「認知」はゆがむ　171

「うしろめたさ」の喪失　172
「群衆心理」の恐ろしさ　174
「空気」による「支配」　176
ゆがんだ正義感を生み出す条件　177

第七章　「危険な隣人」にどう立ち向かうか

「危険な隣人」のタイプ別対処法　182
人生の「試練」　187
「分割処理」のすすめ　188
最後の試練は「家族」？　190
家族の「確執」は根深い　192
「困難を楽しむ」生き方　194
「自尊心」を売り渡さない　195
「いじめ」に打ち克つ　196
「情けは人のためならず」　198
人は死んで、何を残すのか？　200

おわりに　203
参考文献　206

第一章　危険な隣人～職場編

上司からのいじめ：その①

「危険な隣人」に出会う場所として、私たちの「職場」の問題をまず取り上げたい。

ここでいう「隣人」とは、あなたの席の隣《となり》で仕事をしている同僚であったり、近くの机から目を光らせている上司であったり、あるいは、あなたの指示通りになかなか動いてくれない部下であったりする。

同じ会社に勤め、同じ目的に向かって協力して仕事をしているはずなのだが、実際にはいろいろなところで摩擦《まさつ》が生じ、お互いに足を引っ張り合い、とんでもないところから攻撃を仕掛けてきたりする。

このような「危険な上司」「危険な同僚」「危険な部下」にどう対処すべきか？

まず、「危険な上司」に関する次のような事例について考えてみたい。


Ａさんは、ＩＴ関連企業の若手社員である。

三年目の人事異動で、彼は営業チームに編入された。トップのＢ部長は、切れ者と呼ばれる人で、将来の役員候補である。

最初のミーティングで、部長は緊張しているＡさんに笑顔で近づき、「よろしく頼むよ」と言って肩をポンと叩いてくれた。Aさんはホッとして肩の力が抜けるのを感じた。

チームに入ってみると、部長の有能さは確かに群を抜いていた。他の営業チームに比べてアプローチの仕方がしっかりしており、必要なことはマニュアル化されているので、Aさんも仕事にすんなり入っていくことができた。

B部長はスマートで陽気な人柄。男女を問わず、部下からも慕《した》われている存在だった。飲みに連れて行ってもらえば、そこは洗練された店で、働いている女性たちからも「あら、いらっしゃい！」と気軽に声をかけられる。部長は「今度の新入り。やさしくしてやってよ」とAさんを紹介してくれた。Aさんは本当によい部署に配属されたものだと、心から感謝したのだった。


ようやく仕事に慣れた頃、チームは重要なプロジェクトに挑《いど》むことになった。他のチームが調整に失敗した経緯があり、会社としてはなんとしても信頼を取り戻して今後に繋《つな》げたいと言う。

Aさんはその担当に抜擢《ばってき》され、責任の重さに気持ちが高ぶるのを覚えた。

彼はプレゼンの資料を作るため、さまざまな部署から情報を集め、アイデアを練《ね》り、徹夜で作成に励《はげ》んだ。

プレゼン当日はとても緊張したが、彼の発表はクライエントからとても好評だった。席に戻ったAさんにB部長は握手を求めてきて、「素晴らしかった。これで会社も一安心できる」と褒《ほ》めてくれた。Aさんも、これまでの苦労が報《むく》われてとても満足した。

しばらくして、社員食堂で昼食を取っていたAさんの耳に、他部署の社員の会話が飛び込んできた。

「B部長はいよいよ昇進するらしいね。先日のプレゼンが素晴らしかったという噂《うわさ》だよ。問題案件を一人で解決するなんて、さすがはB部長だ」

Aさんは首をひねった。プレゼンは自分が行ったもので、部長は事前に目を通しただけ。特にアドバイスをくれたわけでもない。なのに、そのプレゼンの成果はすべて部長の手柄ということになっているらしい。

Aさんは確かに彼の部下だが、頑張った成果まで、自分のものにしてしまうとは、いったいどういうことだろう？　彼の胸に軽い疑念の気持ちが湧《わ》き上がったのは、その時からだった。

気にし始めてみると、B部長のやり方は、その後も同じようなパターンであることがわかってきた。

部下の手柄は自分の手柄。よい結果を出した時、たまにおごってくれることもあるが、いちばんおいしいところは自分がもっていく。

逆に、チームのミスは部下のミス。部長の判断ミスなのに、いつの間にかAさんのミスにされて、他部署に謝りに行かされることが何度も続いた。

他部署の体育会系の部長からさんざんなじられた時、温厚なAさんもさすがに我慢できず、

「それはうちの部長の判断です。文句があるなら、直接B部長に言ってください！」と言い返してしまった。

B部長から別室に呼び出されたのは、翌日のことだった。最初は丁寧な口調で、部長は切り出した。

「君、ここに来て何ヵ月になる？」

「半年になります」

「半年もいれば、僕のやり方はよくわかっているよね？」

「わかっています」

「じゃ、どうして僕の悪口を他の部署で言いふらしたりするんだ？」

「悪口じゃありません。今回の責任は、私にもあるのかもしれません。でも部長は、それをOKしてくださったじゃないですか。なのに、なぜ私一人がいつも責任を負《お》わなければならないのでしょうか？　それを説明していただきたいと思ったんです」

「ふうん、君も偉くなったもんだ。この僕に責任をなすりつけるとはね。いい度胸してるよね」

静かな語り口の中に潜《ひそ》む悪意と憎悪を感じて、Aさんは震《ふる》え上がった。

「さんざん可愛がってあげたのにね。飼い犬に手を噛《か》まれるってのは、こういうことを言うんだろうね。まあ、君もどうなるかわかったうえで、そんなことを言ったんだろう？　自分のしたことの意味をよく考えておくといいよ」

Ａさんの背中を冷や汗が流れた。

増える「毒になる上司」

「毒になる上司」と呼ばれるような存在を時々見かける。

会社の人間関係のストレスで体調を崩し、医者にかかるようになった人たちの話を聞いていると、上司のミスの尻拭《しりぬぐ》いにこき使われたり、無理難題を押しつけられて徹夜続きになったりして具合が悪くなった人はかなり多い。

出世競争の激しい会社では、失敗は昇進の妨《さまた》げになるとばかりに、部下に責任転嫁《てんか》して、自分だけのし上がっていくタイプの話をあちこちで聞く。

自分の上役にはおべっかを使って近づきながら、反抗できない立場の部下にはさんざん悪口雑言《あっこうぞうごん》を浴びせかけ、その部下は落ち込んで眠れなくなったり、うつ状態になったりして医者にかかるのである。

ところが問題の上司に直接会って話を聞くと、状況の認識がまったく違う。上司に言わせると、自分は部下に対して思いやりがあり、うつ病の部下を無事復職させた経験もある。時には厳しい言い方もするが、それも部下への愛情あってのこと。それなのにうつ病になるなんて、よほど甘やかされて育ったんですかねえ、最近の若いヤツらは本当にダメですね、とか言うのである。

最初は自分可愛さのあまり、こちらにウソをついているのかと思っていた。しかし何度もそうした経験を繰り返すうちに、そういう上司には、ある種の共通点があるのではないかと考えるようになった。

上司たちは「職場は戦場」だと言う。確かに、現代社会の厳しい競争の中で生き延《の》びるのは、大会社だって大変な時代である。しかし、平気で部下に責任を転嫁していながら、そのこと自体に気づかないのはどうしてなのだろう？

Aさんもまた、そのような「トンデモ上司」にぶつかってしまった一人であった。

B部長は社内でも優秀な人材として名の通った人で、そのチームに抜擢されたことは、Aさんにとっても大いなる栄誉だと思えた。

しかしそのB部長の名声は、実は部下の業績を自分のものであるかのように言い換え、自分に都合のよい話をでっちあげて作られた「伝説」だということに、Aさんは気づき始める。

どうして、このような理不尽なやり方が通用するのか？　どうして本人は何の悪意もないような顔つきで、こんなことができるのか?
Aさんはすっかり困惑してしまったのである。

あなたの隣の「危険な上司」

職場でいちばんのストレスは? と質問すると、真っ先に上司の名前が挙がることが多い。それほど、「上司」はストレス源になりやすい存在のようだ。
ではいったい、上司のどのような点がストレスになるのだろうか? あなた自身の上司の問題点について、いくつか挙げてみるとどうだろう?

①無理なノルマや難題を押しつけてくる
②指示の内容がコロコロ変わる
③上司にヘコヘコしながら、部下には威張《いば》る
④手柄は独り占め、責任はすべて部下に丸投げ
⑤何を言っているのか、さっぱりわからない

これらの項目がまったく当てはまらない上司がいれば、それはかなり優秀な人物だといえる。

たいていは一つか二つ、当てはまる上司が多い。あなたが上司なら、いくつ自分に当てはまるか、考えてみるとよいかもしれない。

さらに、「危険な上司」になりやすい条件を挙げてみよう。

⑥考えや行動が独りよがりである
⑦自分を非難するヤツは絶対に許さない
⑧陰でネチネチ「裏工作」をする
⑨何を言っても聞く耳を持たない
⑩ライバルを叩《たた》き潰《つぶ》すことに異常な執念を持つ

このような上司は、あなたの周りにどのくらいいるだろう？　具体的に何人もの名前が浮かぶようなら、あなたも自分の保身に、十分な注意をしたほうがよい。このようなタイプの上司は、自分に「敵対する者」というレッテルを一度貼ったら、あなたを会社から追い出すまで、徹底的に「いじめ」を仕掛けてくる可能性があるからだ。

「危険な上司」への三つの対応策

あなたの上司が、このような「危険な上司」だったら、どのように立ち回るべきだろうか？　あなた自身の経験から、どのような対応がよいと考えるだろうか？　いくつかのパターンを示してみる。あなただったら、どのように行動するだろう？

①「仰《おお》せの通りに」とまずは受け容れる

このタイプの上司には、「正論」で立ち向かうことは危険。聞く耳を持たず、自分に対する批判は許さないタイプだからだ。

多少の無理難題にも、ニッコリ笑って「おっしゃる通りにいたします」と快諾する。もちろん難題をこなすのは大変だけれど、へたに機嫌を損《そこ》ねて時間を取られるよりはマシだ。ゴタゴタするくらいなら、その分、仕事に時間を回したほうがよい。時間通りに仕上がるかどうかはわからないが、まずは一生懸命にやってみることだ。ダメなら、その時になって考えればよい。

実際に、このような場面は、会社で日常的に起きているものだと思う。

②受けるけれど、条件はつける

難しい課題を押しつけられて、そのまま受け容れていたらこちらがもたない。期限までに仕上がらなかったり、期待される品質を保てなかったりしたら、クライエントにも迷惑がかかるし、こちらの信用にもかかわる。

だから、上司のメンツを潰さないよう、「わかりました」とは言うけれど、そのあとに条件はつけるというやり方もある。

「期限をあと一週間、延ばしてもらえれば、とてもよいものができあがります」「(上司の) ○○さんが直接手を下してくだされば、みんなの士気も上がりますよ」などと、何とかうまく条件を緩《ゆる》めてもらうようにする。

だが、このやり方は「地雷を踏《ふ》む」リスクがある。このタイプの上司は、自分が試されることをひどく嫌う。一度にらまれたら、そのあとの仕事に支障が出ることは間違いないだろう。

③必要な時には「正論」を吐く

会社のためには、多少のことには目をつぶって指示に従うのが社員の務め。とはいえ、ものごとには「限界」というものがある。仕事の期限やレベル、やり方にあまりにも無理がある場合、思い切って「正論」を吐《は》くことが必要な時もある。

「私のレベルでは、この期限までにどうしても仕上がりません。会社のためにも、ぜひ協力をお願いできませんか?」

「これだけの仕事になると、さすがに誰かの援助が必要です。どなたか、適任の方をつけていただけませんか?」

まともに正面からやりあったら危険である。相手に誤りを認めさせることは無理な話。ましてや非難していると思われたら、この部署にはいられなくなるだろう。

正論で押すといっても、話を通しやすい「押し方」というものがある。上司の心理や状況を見極めて、適切な言葉で適切な「論陣」を張る。これは難しいことだけれど、ぜひチャレンジしてほしいやり方でもある。

上司からのいじめ:その②

ある日、Aさんの会社で「非常事態」が発生した。

重要なクライアントの会社が開発していた新たなプロジェクトの内容が流出したのだ。流出先はライバル会社だったが、表面的な内容にとどまっていたため、被害の影響はそれほど大きくならずに済んだ。しかし、その情報をリークしたのが、Aさんの所属する営業担当チームではないかという疑惑が持ち上がった。

当然のごとくB部長は上層部から呼び出されて事情聴取を受け、謝罪のためにクライエントの会社を訪問することとなった。Ａさんも同行するよう、指令が下った。

「まあ、君は無関係なんだから、黙って横にいればいいんだよ」

Ｂ部長の口調は穏やかだった。事態を悲観していない様子に、Ａさんもホッとした。

しかし、クライエント側の追及は厳しかった。情報の流出は死活問題。なんとしてでも原因をはっきりさせ、二度とそのようなことを繰り返させまいと、決死の覚悟が見て取れた。

「君っ！　さっさと土下座したまえ！」

部長から突然名指しで叱責《しっせき》され、Ａさんは面食らった。

「すみません。この者が担当していたために、御社にとんでもないご迷惑をおかけしてしまいました。私の監督不行き届きとはいえ、こいつの行為はまったく万死に値します。ほら、土下座してお詫《わ》びするんだよ！」

Ａさんは戸惑いながらも、クライエントの前で土下座し、「本当に申し訳ありませんでした」と繰り返すしかなかった。

その後、なんとかクライエントから許されて帰社したものの、Ａさんは部長の仕打ちに大きなショックを受けていた。

チームのリーダーとして、それなりの責任を取るべき立場にいながら、部下に罪をなすりつけて、自分はなんとか責任を逃れようとしている。Aさんは情けないやら悔《くや》しいやら、とにかく腹立たしい気持ちでいっぱいになった。

だいたい社内の噂では、口の軽いB部長が、ライバル会社の接待中に相手に取り入ろうとして秘密を漏《も》らしてしまったんじゃないか？　という推測が広まっていた。

このままでは自分の出世に響く、と部長が考えたのがありありとわかる。しかし、部下を捨て石にして、自分は責任逃れをしようなんて絶対許せない。Aさんはそう思った。


Aさんは、「大事なお話があります」とB部長に告げた。別室でじっくりと今度のことについて話し合いたかったのだ。

「今度のやり方は、フェアじゃありません。こちらで責任をかぶれと言われれば私も考えます。でも、あのやり方はあまりにもひどいんじゃないですか？」

B部長は、品定めをするように、Aさんの目をじっと見つめた。

「ほう、すると君は、あんな雰囲気を切り抜けるために、もっといい方法があったとでも言うのかね？」

「そんないいやり方は思いつきません。でも、部長が率先《そっせん》して相手先に誠意を見せて訴えれば、もう少し状況は変わったんじゃないでしょうか？」

「冗談じゃない！」

大きな音とともに、そばにあった花瓶が壁にぶつかって壊れた。Ｂ部長の怒鳴り声が響くのとほとんど同時だった。

「君のようなペーペーがよくそんなこと言えたもんだ！　黙って上司の言う通りにする。それが下《した》っ端《ぱ》の役目なんだよ。

だいたい君の態度は、前から気に食わなかった。はっきり言ってやろう。君は『愚鈍《ぐどん》』なんだよ。愚鈍って知ってるか？　愚《おろ》かで鈍感なヤツ。それが君だ！」

Ｂ部長は腹に据《す》えかねたのか、Ａさんのことをさんざん罵倒《ばとう》した。Ａさんはさすがにショックを受け、何も答えられないまま立ちすくむばかりだった。


自分の席に戻って、Ａさんは体が沈み込んでいくような絶望感を味わった。信頼していた上司から、自分の存在を全否定されたような気がした。

これからいったいどうすればよいのか？　Ａさんはすっかり混乱してしまい、仕事が手につかないまま、ぼんやりしていた。

「どうした？　元気がないじゃないか。少し外回りでもして、気分転換してきたらどうだ？」

Ｂ部長の声に、Ａさんは飛び上がった。先ほどの怒りはすっかり消えており、部長はゴルフに行った帰りのように、すっきりした笑顔を見せた。

どうして、こんなに簡単に切り替えができるのか？　それとも、すべては部長お得意の「お芝居」だとでもいうのだろうか？　Ａさんの困惑はますますひどくなった。

操り、支配することが無上の喜び

Ａさんの事例を見てくると、彼の上司であるＢ部長には、社会人として大きな欠陥があるように思える。

一つは、突然「感情が爆発」すること。それまで穏やかに話し合っていたはずなのに、ちょっとした「言葉」や「態度」に反応して突然怒り出す。「バカにするんじゃない！」「俺を怒らせたいのか？」など、話し相手がびっくりするくらいのキレ方である。

確かに「怒り」という感情は、突然湧き上がってきて、抑え切れないことがある。気がつくと、すでに大声を出したり、相手につかみかかったりしていることがある。

しかし、Ｂ部長の怒り方は度を越しているように見える。こういうタイプの上司に苦しんだ人たちの話を聞くと、「すごい剣幕《けんまく》で、殺されるんじゃないかと思いました」「あんな怖い思いをしたことがなかった」という感想を漏らすことがある。

さらに、その「怒り」は突然スーッと収まってしまう。「あんなに人前で怒鳴りつけておきながら、少しすると笑顔で『一緒に飯食いに行こう』とか言ってくる。かえって怖いですよね」という感想を聞くこともある。

もう一つは、人の気持ちに対する「配慮」がないところだ。そのことへの「自覚」もない。

「みんなの前で、きちんと教えてやっているんだよ。そうすれば忘れない。彼のためを思えばこそなんだ。そこまでしてやっているのに、何でこちらを恨《うら》むんだ？」

人前で罵《ののし》られて、どのくらい本人がショックを受けるか、チームの士気がどのくらい下がるか、そういった「配慮」がうまくできない。しかも、自分の中では「本人のため」と合理化してしまい、自分はなんてよい上司なんだ、と自己満足に浸《ひた》っていることも多いのである。さらにいえば、「人を操《あやつ》ること」「支配すること」に無上の喜びを感じるタイプであることだ。

B部長も、自分の出世のために「使えるものはすべて使い切る」という考えのようである。そのためには、優秀でよく気がつき、自分の命令には絶対服従の部下がほしかった。

Aさんは優秀ではあったが、肝心な時に上司に歯向かう「とんでもない部下」だとB部長の目には映ったのである。自分に逆らったらどうなるか、思い知らせてやる。笑顔の裏に隠していた「怒り」が瞬時に爆発した。部長の暴力的な「脅《おど》し」にAさんが震え上がったのも無理はない。

このタイプの上司は、部下を脅して「恐怖」で支配しようとする。無害な者たちからは「人気」を獲得し、できそうなヤツは実績で「尊敬」させ、逆らうヤツは脅しつける。それが権力への「近道」であることを、彼らは本能的に熟知しているのである。

いずれにせよAさんは、B部長というとんでもない上司にぶつかってしまった。彼にとっては、不運としか言いようのない事態である。

「危険な上司」を敵に回したら？

「危険な上司」を敵に回してしまった時は、どうすればよいだろう？

普通の「謝罪」や「弁明」で済むような話ではない。彼らが危険なのは、一度「敵」だと認識したら、相手を徹底的に叩き潰すまで攻撃の手を緩めないというところにあるのだ。

このような状況に陥《おちい》った場合、あなたなら、どのように行動するだろう？　いくつかのパターンに分けて考えてみよう。

①ひたすら、謝り続ける

普通の「謝罪」で収まらないレベルなら、さらに何度も謝り続ける。

だいたい、このタイプの上司は「瞬間湯沸かし器」と呼ばれていることも多い。一度カッとなって怒鳴りまくったからといって、ずっと根《ね》に持つタイプかどうかはわからない。

一時の感情で怒鳴りすぎた、と反省している可能性もある。だから、まずはひたすら謝り続けることで頭を冷やす時間を稼ぎ、少し冷静になった時点で、「改めてじっくり話を聞いていただけないでしょうか？」と持ち出す。これも一つの方法である。

②「避難先」を探す

上司が「横暴《おうぼう》な人物」として知られていれば、「敵対勢力」が存在する可能性が高い。一見スマートで敵がいないように見える人でも、よく見ればどこかに、その上司を「よく思っていない人物」がいることが多い。

自分のいる部署だけで考えていると、周りは上司の「イエスマン」で固められていて、誰も自分の味方をしてくれないように見える時がある。そんな状況でも、社内に目を向ければ、上司のライバルとなる課長や部長、場合によっては社長がいたりするものだ。

上司ににらまれて、出社するのがつらくなったら、そういう人たちに相談してみるとよい。それなりのアドバイスをくれることもあれば、自分の部署に異動するよう取り計らってくれることもある。

もちろん、そううまい話ばかりではない。結局は「派閥争い」に巻き込まれて、派閥ごと放逐《ほうちく》されてしまうこともある。逃げ込んだ先の上司が、実はもっと「ブラック」だったということもある。

それでも、自分の意志で避難先を探すという「行為」自体に意味がある。奴隷《どれい》のように、ただただ誰かの言いなりになるだけの生き方では、自分の人生に誇りを持てない。自分の行き先は自分で探す。その考え、その行為自体が尊《とうと》いのである。

③逃げ出す

「逃げ出す」というと聞こえは悪いが、いざという時には重要な選択肢の一つである。

本当はここに、「上司と闘う」「上司を叩きのめす」と書きたいところだが、実際はそうはいかない。それができるくらいなら、自分の側が上司になっているだろう。

だから「危険な状況から距離を置く」という手段は、この場合とても有効だと言いたいのである。

隣の部署の上司から「引き抜いてもらう」というのもよいし、思い切って「会社をやめる」という選択肢も忘れてはならない。「こんな自分を拾ってくれる会社なんてあるだろうか？」と悩む人もいるが、今の職場で叩き潰されてしまうよりは、気力が少しでも残っているうちに、ほかの会社に「転進」するのも有効なやり方なのである。

心や体が勝手に、「病気になる」という選択肢を選んでしまう場合もある。「朝、仕事に出ようとすると、なぜか頭痛や吐き気がして電車に乗れない」「会社に行くと、胃がキリキリ痛んで仕事にならない」という症状が出たら、体が「自分を守れ」と言っていると考えたほうがよい。「うつ病」の診断書が出ると、三ヵ月くらい会社を休むことになる。「人間関係のストレス」と判断されたら、別の部署に異動になることが多い。

一部には、このような制度を悪用する人たちもいるし、「おまえもズル休みだろう！」と責《せ》めてくる上司もいるが、それに屈してはならない。むしろ「体は正直だ。自分ももっと正直にならなければならない」と考えて、これからの進路を真剣に考えたほうがよいのである。

天才的なウソつき

Aさんは体調を崩してしまった。夜、ぐっすりと眠れない。寝ついたあとも悪夢を見る。部長がやさしそうな声で、「さあ、今度はもっと大きなプロジェクトに挑戦しよう」と言う。しかし、一緒に取りかかろうとしても、Aさんの足は動かず、何もできない。すると部長の声が響く。「君はダメなヤツだ。愚鈍なヤツだ。さっさと死ねばいいんだ！」。汗びっしょりになって目覚めることも何度かあった。

会社の保健室を訪れて、Aさんは相談した。

「眠れなくて気分が落ち込んで仕事が手につかない？　そりゃ軽い『うつ』だよ。どこの部署？ああ、B部長の直属か。なるほど、君が今回の犠牲《ぎせい》者、いや患者ってわけだね」

保健室の医者は、またかといった口ぶりでそう言った。

自分の前にも「犠牲者」が何人もいた？

Aさんはその事実にびっくりした。B部長のやり方に耐え切れなかったのは、自分が初めてではなかったのだ。


古参の社員から、前の「犠牲者」を教えてもらった。彼は一年前に「うつ病」と診断されて、しばらく会社を休んでいた。最近ようやく、別の部署に復帰したばかりだという。彼が倒れたので、代わりにAさんが補充されたのだということもわかった。

「ちょっとお話があるんですけど。一緒に一杯、いかがですか？」

Aさんは、「犠牲者」と呼ばれた前任者に声をかけた。相手は怪訝《けげん》そうな顔をしながらも、Aさんに付き合ってくれた。


Aさんが自分の事情を話すと、前任者のCさんは、Aさんに深く同情してくれた。

「B部長のやり方は、まったく変わっていないんだね。Aさんも大変だったでしょう。僕のように倒れないよう、気をつけて」

「部長のやり方は、いつもあんな感じなんですか？」

「そう。部下を踏みつけて、自分はのし上がっていく。ずっとそんなやり方みたいだね。僕も、最初はとてもよい印象をもっていた。いや、みんながそう思っている。とてもいい人だってね。でも、近くで見ていると、とんでもない。彼は天才的に『ウソ』をつくのがうまいんだ」

「天才的なウソつき？」

「うん。自分自身も騙《だま》してるんじゃないか？　ってくらい、ウソがうまいよね。というか、自分の身を守るためだったら、どんなウソでも平気でつく。そのことに罪悪感なんて感じていない。『良心の呵責《かしゃく》』って言葉は、彼の辞書にはないんじゃないか？」

「なんで、そんなことができるんです？」

「さあ？　僕にも理解できないよ、そんなこと。とにかく彼は、自分のことしか考えていない。一見、優しく接してくれるけど、それは自分にとって利用価値があるかどうか値踏みをするためなんだよね」

「利用価値がないと、悲惨なことになる」

「その通り。僕も二年間、彼に仕えて、ようやくそれがわかった頃には、うつ病になってアウトってわけさ」

「僕は、自分が無能だからとばかり思ってました」

「そんなことないよ。自分を責めることはない。悪い上司に捕まったと思って、今は我慢するんだね」

Cさんの言葉は、つらい境遇を経験した人特有の重みをもって、Aさんの心にしみた。

「サイコパス上司」に気をつけろ

この章で取り上げているB部長は、少々特異なキャラクターであることに気づかれたことだろう。

一見スマートで仕事ができ、話題も豊富で女性にモテる。しかし裏に回ると、成果第一主義で冷酷きわまりない性格。自分にとってメリットがあれば、チヤホヤしてくれるが、用済みとなると途端《とたん》に全面否定してくる。相手を完璧に叩きのめすまで、その手を緩めることはない。天才的な「ウソつき」。どこまで本当のことなのかよくわからない。いや、自分でもよくわかっていないのではないか？

こういう「危険なキャラクター」の上司を時々見かけることがある。

最近、このタイプには「サイコパス」と呼ばれる特異な人格が多いのではないか？　という議論が広まってきた。

「サイコパス」という名前を聞くと、「残虐で冷酷な殺人鬼」を思い浮かべる人がいるかもしれない。しかしこれは、サイコパスとしての特徴を備えた殺人鬼を主人公にした映画などの印象が強すぎるためだろう。たとえば、天才的な精神科医でありながら、連続猟奇《りょうき》殺人犯でもあり、殺した人間の臓器を食べるという、極端に矛盾《むじゅん》した人格を持ち合わせた人物として、映画にもなったトマス・ハリスの小説にも登場してくる。

カナダの心理学者、ロバート・ヘアは、サイコパスの先駆《せんく》的な研究で世界的に知られている。一九九三年に書かれた『診断名サイコパス――身近にひそむ異常人格者たち』（ハヤカワ文庫NF）は、この問題に関する基本文献としてよく知られている本である。刑務所にいる囚人たちへの長年の研究を通じて、彼は次のような結論に達した。

「サイコパスのほうは、おそらく北アメリカに二、三百万人はいる。連続殺人を犯さないサイコパスのほうが圧倒的に多い」

実は、圧倒的多くのサイコパスは、実社会で普通に生活している。しかも社会的成功を勝ち取っているサイコパスもかなり多いというのである。

ジェームズ・ブレアほか著『サイコパス―冷淡な脳―』（星和書店）で紹介されている横断的研究によれば、アメリカのサイコパスは男性で〇・七五パーセント、女性で〇・二五パーセント。サイコパス傾向を示す者は、一・二三から三・四六パーセントと推定されている。そのうち、罪を犯して刑務所に収容されているのはごく一部に過ぎない。つまり、ほとんどのサイコパスは「犯罪者」ではないのだ。

この数字を日本の人口に当てはめれば、百五十万人から四百五十万人のサイコパス、あるいはそれに近い人たちが存在する計算になる。つまり五十人から百人くらいの職場には一人か二人、こうしたサイコパス的特徴を備えた人物が存在していることになるのだ。もちろんこれは、あくまで単純に計算したうえでの数字に過ぎないのではあるが。

彼らは犯罪に手を染めることなく、社会生活に順応している。だが、その「サイコパス思考」や独特の行動様式のために、ある部分では社会のために大きく貢献《こうけん》しており、またある部分では周囲の人たちに大きな被害を与えている可能性が高い。B部長もまた、そのサイコパス的センスで、会社の業績に大きく貢献しているが、同時に部下を次々にうつ状態に陥《おとし》れて病院送りにするという影の面も併せ持っていたのである。

「感情」が欠落した人々

しかし、サイコパスと呼ばれる人たちの脳の中では、いったい何が起きているのだろうか？

『サイコパス・インサイド――ある神経科学者の脳の謎への旅』（金剛出版）の著者、ジェームス・ファロンは、自分も含めて「サイコパス」の脳画像を分析した結果、通常人と比べて、「眼《がん》窩前頭前皮質《かぜんとうぜんひしつ》・前頭前皮質腹内側部《ふくないそくぶ》」から「扁桃体《へんとうたい》」にかけての活動が低下していることに気づいた。この領域の活動が低下する結果として「衝動性」が高まり、他人との「感情の共有」に大

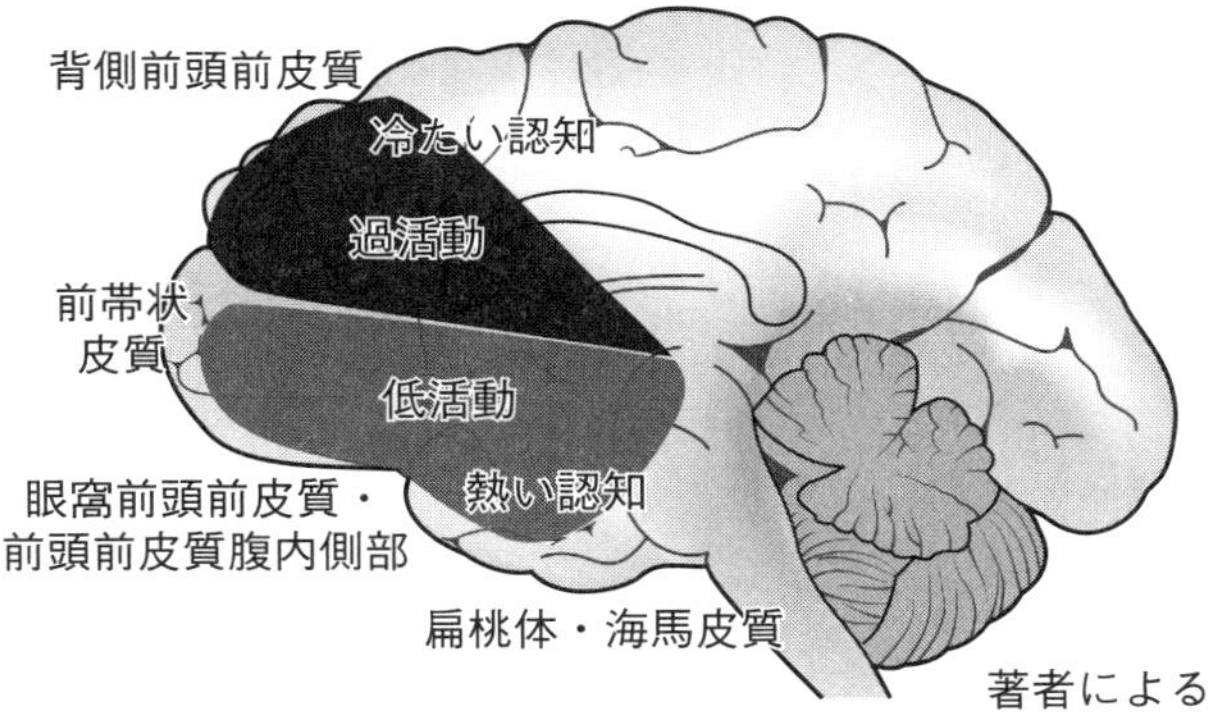

著者による

『サイコパス・インサイド』P.133より

きな障害が出てくる可能性が高くなる。

また図に示すように、サイコパスでは、大脳の「腹側前頭前皮質」の機能が低下して「情動」に関わる認知（＝熱い認知）がうまくできなくなる。その分、「背側《はいそく》前頭前皮質」は過活動状態になり、「理性」的な認知（＝冷たい認知）が活発となる。その結果として、「良心の呵責」や「共感」を伴わない、冷静な判断や行動ができるし、他人を自在に操ることができるようにもなるのだ。

「サイコパス上司」の見分け方

次のリストは、前述のロバート・ヘアが「サイコパシー・チェックリスト」の中で示した「サイコパスの特徴」である（一部改変。犯罪型のサイコパス診断尺度であることに注意）。あなたの上司や、同僚、あるいはあなた自身、このリストにあてはまるところはどのくらいあるだろうか?

これはあくまで目安であるが、もし十項目以上にチェックが入るなら、サイコパス的な人格の可能性があるかもしれない。

□口達者で魅力的だといわれる
□自己中心的で自分には価値があると過信している
□退屈しやすい。フラストレーション耐性が低い
□平気でウソをついたり人を騙したりする
□ずるい。正直さが欠けている
□良心の呵責や罪悪感が欠けている
□情緒の深みがなく感情が浅薄
□無神経で共感性がない
□他人に寄生《きせい》するような生活様式
□短気で行動のコントロールができない
□性的関係の乱れ
□幼少期から行動上の問題があった

□現実的で長期的な計画が実行できない
□衝動性がある
□親として無責任な行動を取る
□何度も結婚や離婚を繰り返す
□少年時代から非行歴がある
□自分の行動に対して責任を取れない

アメリカ大統領もサイコパス？

ロバート・ヘアは、『診断名サイコパス』の中で、サイコパスに関するそれまでの研究をまとめ、サイコパスを診断するためのテストを紹介している。現在使用されているものは、「サイコパシー・チェックリスト改訂版（ＰＣＬ－Ｒ）」と呼ばれている。右のリストに提示したのは、その項目の一部である。ただし、サイコパスの診断を下すためには、熟練した専門医が本人と面談したうえで、この基準に沿って慎重に判断する必要がある。

したがって現在のところ、簡単に「あなたはサイコパスだ」という判断ができる方法はない。

さらに、誤解のないように述《の》べておきたいことは、サイコパス的な行動をするからといって、その人がサイコパスとは限らない。また、「冷酷な殺人鬼」としてサイコパスを捉《とら》えるのは間違っている。一部には感情を動かされずに冷酷な殺人事件を起こすようなサイコパスがいるのは確かだ。しかし、ほとんどのサイコパスは、むしろ「面白い人」「魅力的な人物」「デキるヤツ」「変わっているけど素敵な人」と思われており、各方面で活躍していることが多い。

前述の『サイコパス・インサイド』を書いたアメリカの神経科学者ジェームス・ファロンは、自分自身の機能性MRI（以下、fMRI）像を撮ってみたところ、それがサイコパスの典型像だと知って驚愕《きょうがく》したという。しかし、彼は社会的にも成功した研究者であり、自分の人生を振り返って「向社会的サイコパス」あるいは「マイルド・サイコパス」と呼んでいる。

こうした、「適応型」のサイコパス、あるいは「マイルド・サイコパス」は、社会のさまざまな場所に存在している。

イギリスの心理学者、ケヴィン・ダットンは、『サイコパス　秘められた能力』（NHK出版）の中で、自分がネット上で行った調査結果について述べている。

その結果は別表の通り。「サイコパス度が高い職業」は、第一位が「企業の最高経営責任者（CEO）」である。さらに、「弁護士」「報道関係（テレビ／ラジオ）」「セールス」「外科医」と続く。「警察官」や「聖職者」「公務員」にもサイコパスが多いと知って驚く人もいるのではない

サイコパス度が高い職業	サイコパス度が低い職業
1. 企業の最高経営責任者（CEO）	1. 介護士
2. 弁護士	2. 看護師
3. 報道関係（テレビ／ラジオ）	3. 療法士
4. セールス	4. 職人
5. 外科医	5. 美容師／スタイリスト
6. ジャーナリスト	6. 慈善活動家
7. 警察官	7. 教師
8. 聖職者	8. クリエイティブアーティスト
9. シェフ	9. 内科医
10. 公務員	10. 会計士

『サイコパス　秘められた能力』P.227より

だろうか。

逆に「サイコパス度が低い職業」には、「介護士」「看護師」「療法士」などは「共感力」が重要なポイントとなる職業が多い。医者も「外科医」ならサイコパス度が高く、「内科医」だとサイコパス度が低いというのは、たいへん興味深い点である。

法心理学者スティーブン・ルーベンザーと心理学教授トマス・ファシンバウアーらによれば、アメリカ合衆国の歴代大統領について調べたところ、ジョン・F・ケネディやビル・クリントンをはじめ、何人もの大統領が顕著な「サイコパス特性」を示したという。「魅力的な語り口」「プレッシャーに負けない冷静な

の社会的成功とアメリカの歴史上の評価に大きく貢献している可能性があるのだ。

幸せに生きることが最高の報復

では、自分の上司が「サイコパス」だったら、いったいどう対応すればよいのだろう？

彼らは、普通の意味での感情の共有ができないため、通常のやり方ではうまくコミュニケーションが取れない。彼らとの軋轢《あつれき》や衝突を避けるためには、いくつかのポイントが重要になってくる。

①相手の「サイコパス度」を評価する

自分の上司や同僚がサイコパスかどうか判断することはできるのだろうか？

研究に携《たずさ》わっている学者の多くは、「一瞬でわかる」と言う。サイコパス度の高い相手を見続けていると、その特徴にすぐ気づくようになるというのだ。

「何か、うまく気持ちが伝わらない感じ」「背筋がぞっとする感じ」が重要だという指摘もある。「どうしてそんなことを？　という笑えない冗談や行動を臆《おく》さずに話す」など、サイコパス的な特徴を知っておくことは役に立つはずだ。

百人の人間がいれば、そのうち数人はサイコパス度が高い可能性がある。肩書や著名度、お金持ちかどうかに惑《まど》わされてはいけない。あくまで自分の「感性のアンテナ」を信頼し、「うまく伝わらない感じ」があれば、油断しないようにするのが賢明だ。

②「付き合いを避ける」ことが基本

サイコパス的な生き方が、良いとか悪いとかいう判断をすることには意味がない。問題は、彼らが自分の目的を達するために、あなたを「手段」として利用してしまうことにある。いいようにこき使われて、利用価値がなくなればさっさと捨てられる。そんな関係が嫌なら、まずは彼らに近づかないのがいちばんである。

『サイコパス・インサイド』の中で、著者のジェームス・ファロンは次のように警告している。「完全なサイコパスと知られている顔見知りに対してはいかに振る舞うべきなのであろうか？　どのようなことがあっても、弱みをさらけだしてはいけない。もしそれがちょっとした出会いなら、深入りしないことだ。少し微笑みながら、立ち去っていくにこしたことはない」（同書二三五ページ）

アメリカのセラピスト、マーサ・スタウトは、『良心をもたない人たち』（草思社文庫）の中で、次のように警告している。

「サイコパスから身を守る最良の方法は、相手を避けること、いかなる種類の連絡も絶つこと」「自分の心を守ること」が重要だと。

彼らの被害に遭ったなら、彼らに復讐《ふくしゅう》しようとしてはいけない。これに関しては、彼らのほうがずっと上手《うわて》である。自分が想像もできないようなやり方で、思いもかけない時に突然復讐されることがある。

まずは自分自身を守ることが、周りの人たちを守ることに繋がる。マーサ・スタウトは、「しあわせに生きること」が最高の「報復」なのだと述べている。

③そのような生き方があると学ぶ

会社の命令で、どうしてもそのような上司の下につかなければならない事態になったら、どうするか？

彼らは「業績重視」の可能性が高いので、まずはきちんと成果を挙げること。「使えないヤツだ」と思われたら、いじめられたり追い出されることがある。

「絶対服従」が基本。独特のやり方に固執《こしつ》したり、言っていることがコロコロ変わったりするが、それを批判すると、とんでもないしっぺ返しを食らうことがあるから要注意。

むしろ、そのようなキャラクターに興味を持って接するほうがよいだろう。「こんな考え方もあるのか？」「即決即断、これは自分も真似《まね》をすべきだ」など、学ぶ点もいろいろあると思う。ただ、長く関係を続けるのが難しい相手であることは、いつも心に留めておいたほうがよい。親しい相手を見つけて、サイコパス的な側面について情報交換するのも欠かせない配慮である。

もちろん、「あいつはサイコパス」という「レッテル」を簡単に貼《は》ってはならない。サイコパスについては、医学的なメカニズムが徐々に解明されてきている。遺伝的な要素のために、脳の回路に独特の障害が出ていると考えられているが、サイコパスというほどでなくても、ある程度「感情の回路が抑えられていて、そのため時には冷酷なほどに客観的な判断を下すことができる」という人たちは数多くいる。

そのようなパーソナリティの「多様性」を理解するためにも、「サイコパス」という「極端な人格」が存在することを知っておくことは役に立つ。そのように考えたほうがずっと有益なのである。

第二章　危険な隣人〜マンション編

「危険な隣人」化するご近所たち

仕事の疲れを癒《いや》すためにも、家族と団欒《だんらん》のひと時を過ごすためにも、「わが家」は安全な場所であってほしい。誰しもそう思うはずだ。

一生続くローンを組んででも、自分たちの「家」を持ちたいという願いを抱く人は多い。誰にも邪魔をされない、自分たちだけの「生活の場」を確保したいという気持ちは、今の世の中では切実なものがある。

しかし実際のところ、マンションや戸建てでの「ご近所トラブル」は絶えることがない。「ピアノの音がうるさい」「犬の鳴き声、子どもたちの叫び声で眠れない」「隣人が変な噂《うわさ》を触れ回っている」等々。

一時的な誤解や感情的な葛藤《かっとう》くらいなら、マンションの総会で話し合ったり、近所の顔役が間に入って仲裁してくれることもある。だが中には、理性的な話し合いやコミュニケーションがどうしても通じない人たちがいる。

なぜ彼らは「危険な隣人」化するのか？　こちらはどう対応すればよいのか？　この章では、以下の事例を見ながら、そうした問題について考えてみたい。

実直な管理組合理事長の正体

Dさんは郊外の高級マンションに暮らしている、会社経営者の女性。いつもは花粉症や、人間ドックの結果の相談でたまに来院するくらいの元気で明るい人である。

ところがこの年の秋、大型台風が来襲し、大雨のためにDさんの自宅、家財が水浸しになってしまった。愛用している家具や部屋が被害を受け、Dさんは大きなショックを受けた。やむをえず、家財の買い替えや床や壁の補修をして、水漏れ部分の工事も依頼したため、急な出費がかさむこととなった。

Dさん自身は家財保険に入っていたし、マンションも災害時の保険に加入していたので、保険金はどうにか下りることになった。「手続きをしてもらえれば、すぐに保険金を振り込みます」との連絡を受けて、Dさんはようやくホッとした気持ちになった。

だが、ここから問題が発生したのだ。

マンションの管理組合の理事長は、区役所に勤務する実務家タイプの人。今度のことでも、てきぱきと手続きを進めてくれるに違いない。Dさんはそう期待していた。

ところが、組合を通じて保険会社に提出する書類の段階で話が進まなくなった。

「住所の書き方が間違っています。きちんとマンション名も入れてください」

なるほどその通りだと思って、書類を書き直して再提出。ところがまたストップがかかる。

「この文章の書き方は正しくありません。書き直してください」

国語の授業じゃあるまいし、とDさんは思ったが、業者への支払いの期限が迫《せま》ってきていたので、黙って言われる通りに書き直した。すると、今度は保険会社のほうにミスがあると言う。

「保険会社が、被害品目の表現を間違えています。書類を訂正してもらってもう一度書き直してください」

金額が違うというのならともかく、一度印を押して書類を提出したのに、またダメ出し？　とDさんはさすがに怒りを感じた。保険会社の担当者も、「ずいぶん細かい方ですね。こんなことを言われたのは初めてです」といぶかしがりながらも、指摘された通りに書類を書き直して送ってくれた。

しかし今度は、その訂正書類を預かったまま、理事長が保険会社に送ってくれない。問題がなければそのまま押印して送付すべきなのだが、「しばらく忙しいので」と言って何もしてくれなくなった。そうして二ヵ月近くが経過した。

Dさんは困り果ててしまった。

保険金が下りないとすぐに生活に困るというわけではないが、工事業者にはそれなりの額の支払いをしなければならない。部屋の修繕などで大変な思いをしている時に、さらにお金の工面《くめん》をせねばならなくなり、仕事にも支障をきたす。彼女は精神的にすっかり参ってしまった。

いつも多忙な夫もこの状況を見かねて、さすがに重い腰を上げた。

「理事長の態度はどうも納得できない。二人で話を聞きに行こう」

夫婦で理事長と話し合ったが、のらりくらりと話をかわされて埒《らち》があかない。それでも数日後に書類は送付されて、ようやく保険金が下りた。Dさんが安堵したのはもちろんである。

マンション内の村八分に直面

しかしその後しばらくして、近所の人たちの噂話を偶然耳にした。

「Dさん夫婦が夜中に理事長の部屋に怒鳴り込んできて、無理やり捺印させたんですって。怖いわねえ！」

Dさんはまたまた、びっくりしてしまった。

思い返してみると、水浸しになった被害の鑑定に理事長が立ち会わなかった頃から、様子が変だった。

Dさんは、被害に遭《あ》った客間の内装や調度品に、それなりのこだわりを持っていた。不意の来客にもきちんと対応できるよう、品質のよい家具を揃《そろ》えるようにしていた。

保険会社の鑑定士は、そのあたりをよくわかっていて、価格相応の被害額評価をしてくれた。専門家だけあって、被害の値付けは妥当《だとう》だとDさんは思った。しかし、家財を見ずに金額だけを見た理事長の評価は、それとは大きく異なっていたらしい。

「被害の補償額が高すぎる。Dさんと保険会社の担当者は、グルになって保険金を不当に高く吊り上げているんじゃないか？」

マンションの役員会でそんな発言があったと、Dさんは後で聞いて絶句した。理事長は多忙を理由に、被害の評価には立ち会うことがなかった。それなのに、そんなふうに見られていたなんて、まったく考えもしなかった。

保険金の一件以来、マンションの中でDさん一家の評判が急に悪くなった。自分たちで被害額を吊り上げ、「保険金太り」したとの噂が流れているらしい。管理会社が入っている保険の掛け金や管理費は支払いがあっても変わらないはずなのに、「Dさんへの支払いが高額だったので、毎月の保険料が値上がりするらしい。Dさんは保険金を請求すべきじゃなかった」という根拠のない噂話も一人歩きするようになった。

マンションの総会では、理事長から支払いの件について、厳しく追及された。それまでは近所の人たちも丁寧な対応をしていたのに、今回はまるで犯罪の容疑者扱いだった。

「お宅の被害には心から同情申し上げます。けれども、日頃から気をつけていれば、もっと早くに水漏れに気がついたんじゃないですか？　自己責任とまでは言いませんけれど、今回の補償額には納得できません。ここできちんと釈明してください」

いつもは黙って聞いているだけの、近所の奥さんの激しい口調に、Dさんは強いショックを受けた。

Dさんはその夜から、ぐっすりと眠れなくなった。周りの人たちの視線が怖くなり、緊張と不安で気持ちが落ち着かなくなってしまった。Dさんは思い悩んで、そこで外来に相談に見えたというわけだ。

本当に怖いのは「悪意」

Dさんのように、周囲からのひどい攻撃を受けて体調を崩してしまう人は多い。

自分は何も悪いことをしていない。少なくとも思い当たることが何もない。それなのに、これまで普通にお付き合いしてきた人が「豹変《ひょうへん》」する。自分に対して突然、攻撃を仕掛けてくる。あるいは裏で悪口を言ったり、あらぬ噂を広め始める。

それでなくてもささいな問題が次々起こって、対応に追われている毎日だ。周りの人たちとの信頼関係や協力で、なんとかバランスを取ってやりくりしている人は多い。

そこへ突然、その「人間関係」を突き崩すような仕打ちである。こちらが信頼していた分、裏切られた時のショックは大きい。精神的なダメージは、身体にも大きな影響をもたらす。原因不明の頭痛や腹痛、下痢や食欲不振、不眠や無気力感。人間関係のもつれから「うつ病」になってしまう人もいる。

このような「悪意」の言動、あるいは「裏切り行為」はどのようにして起きるのだろうか？自分自身、「身に覚え」がある場合は、最初から「備え」があるので、なんとかショックを受け止められることが多い。ところがまったく予想もしていなかった裏切り行為に対しては、「思考停止」に陥《おちい》ってしまい、どうしてよいかわからなくなってしまうのである。

Dさんのケースでは、どうやら理事長の人柄や考え方を検討してみる必要がありそうだ。

一、まず、理事長自身の金銭感覚をもとに、「どうしてこんなに高額の支払いが要求されるのだ？」という「不信感」をもっている。自分の価値観からはずれたものは許容できないのだ。しかし、専門家が下した評価なので、表立って反対もできない。「本当はウラ取引があるのではないか？」という疑念を抱いたまま、彼はその「怒り」を「承認の引き延《の》ばし」という行為をすることで「ウサ晴らし」している。

二、理事長は「承認権」という「権力」を握っている。理事長が書類に印を押さなければ、保険金は下りない。きちんと理由を説明せずに承認しないのは、明らかに「越権行為」だし、「嫌がらせ」というべきだろう。「納得できないから邪魔をしてやる」というのでは、「住民の資産と安全を守る」という理事長の責務を果たしているとはとうていいえない。

三、普通に考えれば、理事長はDさんに対して質問すればよかったのだ。「ちょっと被害額が多すぎるように見えるんですが、そんなに高級な家具ばかりなんですか？」と尋ねれば、Dさんは落ち着いてその理由を説明しただろう。納得できなければ、業者を呼んでさらに詳しく内容を聞けばよい。こうした通常の対応をしないで、Dさんを貶《おと》める行為に走ってしまうところに、彼の「思考回路」や「行動パターン」の問題が見て取れる。

このように、彼の行動からは「相手の気持ちに対する共感性の欠如」「自分の考えこそが正しいという思い込み」「他者の視点から客観的にものを考えることができない」といった「思考」

や「行動」パターンが見え隠れしている。いわゆる「認知のゆがみ」によって「偏《かたよ》った正義感」を抱き、独りよがりの価値観で「有罪」だと断定した相手に対し、突如「正義の鉄槌《てっつい》」を下すのである。

ここからもわかるように、この本で取り上げている「危険な隣人」とは、「犯罪」や「精神疾患」にはいたらないが、周囲との人間関係に大きな問題があり、時に軋轢《あつれき》を生み、その被害があなたにもふりかかる可能性のあるような人たちのことなのである。

美人で幸せな人がターゲット

さて、Dさんの憔悴《しょうすい》はあまりにもひどいので、カウンセリングを受けていただくことにした。一時間ほどのカウンセリングのあと、女性カウンセラーは私に、言葉を選びながら、慎重な口ぶりで次のように語った。

「この間《かん》の経過から考えると、Dさんはねたまれやすいタイプなのかもしれません」

「ねたまれやすい？」

「そうです。ねたまれやすい条件、その一。それは彼女が美人だということです」

「でも性格だって、とてもいい人だと思うよ。彼女みたいな人に女性はあこがれないのかな？」

「いえ、女性にはねたまれます」

なるほど、確かにそうかもしれない。Dさんは目鼻立ちの整った美人で、スタイルもよく、すれ違った男性が思わず振り向いてしまうような強い印象を残す人である。三人も子どもがいるようにはとても見えない。

「さっき通りかかった看護師さんが、『ああいう人とは、一緒に歩きたくないよね』と言ってましたよ」

カウンセラーは少し笑いながら、そう語ってくれた。

「そんなものかなあ？」

「男性には、そのあたりがよくわからないかもしれませんね。でも私だって、一緒に歩いていて比較されるのは、ちょっとイヤだと思います」

女性には女性同士、無意識の競争があり、ねたみがあるのはわかる。

「ねたまれやすい条件、その二。生活に恵まれていること」

「それがねたみの原因になっているのかい？」

「Dさんのご主人は確か、有名な大企業の役員をされていますよね。収入も多いし、社会的地位も低くありません。お子さんたちも有名な私立に通っていらっしゃるとか。ご本人は会社経営といっても実務は担当の方にお任せしていて、実際は買い物とお稽古《けいこ》ごとの毎日だとか。お金の苦労があるわけでもないし、親の介護で苦しんでいるわけでもない。

Dさんは気軽に『ママ友』と言っているけれど、話を聞けば、みなさんパート勤めをしたり、親の介護をしたりで大変な思いをしている様子です。そんな人たちから見れば、Dさんは『ねたましい』暮らしぶりに見えると思います」

なるほど。Dさんは「存在自体」が、周りから見て「ねたみ」の対象になりやすいといえるようだった。


「ねたまれやすい条件、その三。本人にその自覚がないこと」

「人から恨《うら》まれるようなことは何一つしていない、と本人も言っていたね」

「人に害を与えるようなことをすれば、恨まれたり怒りを買ったりするのは当然。でも、Dさんはそんなことはしていないようです。けれど、普通に生活しているだけでも、周りから『ねたまれる』ことはありえます。

Dさんには、どういうことをしたり、どういう言葉を使ったりすると人からねたまれるのか、それがよくわかっていないように見えますね」

確かにDさんはもともと明るくてポジティブな性格であり、人を恨んだり、ねたんだりする気持ちがよく理解できないようだということは私にも感じられた。

誰でも「感情のはけ口」になる！

「危険な隣人」のターゲットになりやすい人は、どんなタイプなのだろう？

　一般的にいえば、すべての人が標的になりうるし、実際さまざまな人たちが同じような悩みで苦しんでいる。ただ、学校内の「いじめ」で、いじめられやすい子が存在するように、「社会的いじめ」という観点で見ても、「いじめられっ子タイプ」は確かに存在する。

「いつも、おどおどしている」「目を伏《ふ》せて口数が少ない」「すぐに謝るし、主体性がない」……。こうしたタイプの人は、自分に自信がなくて不安におびえており、ちょっとした「攻撃」にもうまく「反撃」ができない。ストレスがたまって、どこかに感情のはけ口を求めている「危険な隣人」からすれば「格好の獲物」に見えてしまう。

　さらに最近、よくターゲットにされるのが、「目立っている人」「恵まれている人」「金になりそうな人」である。

　芸能人やタレントが襲撃されたり、ストーカー被害に遭ったりすることは、以前からよく見られた現象である。映画やテレビで親近感を抱いた相手に恋愛感情や強い執着心を抱いてストーカー化してしまったり、そっけない態度をとられたと逆ギレして事件に発展したりすることはこれまでもあった。

そして、近年の事例を見ていると、「相手は誰でもよかった」とか、「なんとなくムシャクシャして」とかいう発言に見られるように、ちょっとした嫌な気分が、「簡単」に、しかも「短絡《たんらく》的」に、「問題行動」に結びついている印象が強い。「感情をコントロールする力」が、個人レベルでも、社会レベルでも低下しているのではないかと気になるところである。

「ねたみ」の心理の危険性

もう一つ注意すべきは、「ねたみ」の心理である。

私たちは社会生活の中で身近な人間と比較されることが多く、さまざまな劣等感や優越感を抱いて暮らしている。

男性であれば、肩書がどうか、年収がどうか、学歴がどうかといったことをそれなりに気にしているはずだ。ビジネス雑誌は「年収上位の会社トップ一〇〇」とか「社長の出身大学はどこが多いか？」といった特集記事を組むし、実際そうした号はよく売れるという。

女性であれば、容姿の美しさ、結婚相手の条件、子どもの通う学校や成績など、自分と家族のあり方で優劣を競《きそ》う傾向が強い。女性雑誌の特集は、「美容」「恋愛・結婚」「家族」を扱っていることが多いのもそのためであろう。

男には男のプライドがあり、女には女の自負心がある。他者に劣《おと》っているという「悔《くや》しさ」

は、本来その劣等感を克服《こくふく》するための「努力」や「頑張り」を引き起こす「感情」であったはずｂ。しかし、これだけ「他人との比較」情報が氾濫《はんらん》し、トップに立つことがいっそう難しい社会になってくると、自分がトップに立つという「きわめて困難な課題」を乗り越えるより、他人の足を引っ張って相手をその地位から引きずり下ろす行為のほうが簡単になってしまう。

さて、Dさんは、同性からも異性からもねたまれる要素があった。女性からは、美しい容姿と生活の充実、子どもたちの学歴などでねたまれる。また男性からは、彼女の夫の年収や肩書へのコンプレックスから、Dさんが何か主張すると「生意気」「でしゃばり」「上から目線」と言われてしまう条件が揃っていた。

Dさんは、もちろん「普通に」ふるまっていたに過ぎない。けれども、強い劣等感や不安感にさいなまれている人にとっては、Dさんの存在自体が「ねたみ」の対象になっていた可能性が高い。

理事長の行動は、Dさん夫妻から見れば「不当で横暴《おうぼう》な行為」にしか見えない。しかし理事長の視点からは、「生意気な女が夫の権力を笠《かさ》に着て、不当な利益をむさぼっている行為」に見えていた可能性が高いのである。

一人の狂気が集団を狂わせる

その後、半年ほど、Dさんからの連絡は絶えていた。しばらくぶりに外来を訪れたDさんは、以前会った時に比べてかなりやせてしまっていた。「その後、どうですか？」と改めて様子を聞いてみた。Dさんはしばらく黙ったままうつむいていたが、やがて意を決したようにポツリポツリと話し始めた。

彼女の話では、あの時から管理会社の担当者が二人も替わったという。

最初の担当者は、とても生真面目なタイプの人で、Dさんのこうむった被害について心配してくれた。しかし、一部の住民はそれが面白くなかったようだ。

「おまえも保険会社とグルになって、保険金を吊り上げたんだろう？」

と見当違いな非難を担当者に浴びせた。毎日のように電話やメールで責め立てられた担当者はすっかり体調を崩し、とうとう会社に出てこられなくなってしまったのである。

代わりに派遣されてきた担当者は、理性的なタイプの人だった。管理組合の総会でも、双方の意見をよく聞いたうえで彼なりの判断をきちんと語ってくれた。

今回の被害額の査定は、保険会社の専門家によってなされており、これまでの数々の経験から見て妥当な額であること。Dさんへの支払いが滞《とどこお》っていたとしたら、今後はそのようなことがないようにしなければならないこと。

　彼の発言はしごくまっとうなものだと、Dさんも彼女の夫も考えた。その通りだと大きくうなずいた。でも、他の住人はそう思わなかったようだ。

「今度の担当者は自分勝手な人間だ。管理組合の意向を無視して、ある住人だけをえこひいきしている。こんな人間を派遣してくる管理会社とは、今後契約を結ばないことにしたい」

　そのような話し合いが組合の役員会で行われた。それは管理会社に通告され、驚いた会社側は住民の要求に折れる形で、組合に逆らうことのない担当者を新たに任命したのだった。


　その後、近所の奥さんたちの噂話を人伝てに聞かされたDさんは絶句した。

「ねえ聞いた？　今度担当を外された管理会社の人、実はDさんと関係を持ってたんですって！」

「え、やっぱりそうなの？　Dさんの味方ばかりするから、何か変だと思っていたのよ」

　噂話だから、誰が言い出したのかはわからない。でもその話を耳にしたDさんは、当然のことながら大きなショックを受けた。裏で何を言われているかわからないと、不安と恐怖でいっぱいになったのだ。毎日気持ちが落ち着かない。夜は眠りが浅くてすぐに目が覚めてしまう。気持ちがふさいで、食事がのどを通らない。Dさんはみるみるやせ細り、体重があっという間に三十キロ台まで落ちてしまった。


Dさんの話のあと、しばらくの沈黙があった。

「そうですか。本当に大変でしたね」

「ええ。主人もそれを聞いて、たいそう腹を立てていました。冗談じゃない！　噂話にしたって限度があるって。でも、噂の出どころなんて特定できるわけがありません。私も犯人捜しをしてもしかたがないので、聞かなかったことにしています。

人の悪意ほど、恐ろしいものはないんですね……」

Dさんはさびしそうに微笑んだ。

悪意とねたみの歴史は長い

「極楽は彼岸《ひがん》にあるが、地獄は目の前にある」という言葉を聞いたことがある。地震や津波など、危険な状況で頼りになるのは、家族であり、隣人であり、職場の同僚や友だちである。しかし、普通の生活では、近しい関係にある家族や隣人や同僚が、お互いに憎み合い、足を引っ張り合うことがいかに多いことだろう。むしろ関係が近ければ近いほど、憎しみや怒りがいったん生じると、どんどん強くなって収まりがつかなくなる傾向にある。

人に対する「悪意」の感情の中でも、「ねたみ」は非常にコントロールが難しいものの一つである。

「ねたみ」の歴史は人類の歴史と同じくらい古い。文献的には古代日本の『古事記』にすでに出てくる。「嫉妬《しっと》」の文字が見える部分は二ヵ所あり、いずれも女性好きの夫に対して妻が「嫉妬」を感じて苦しむという内容である。

男性と女性の、異性に対するあり方の違いは、生物学的に強く規定されている面も否定はできない。しかし、それによって生まれてくる「嫉妬という感情」にもだえ苦しむつらさは、今も昔も変わらないものがあるだろう。

世界最古の長編小説ともいわれる『源氏物語』でも、「嫉妬」は大きな主題となって繰り返し現れてくる。

六条御息所《ろくじょうのみやすどころ》が光源氏《ひかるげんじ》の浮気癖に悩まされ、生霊・死霊となって源氏の妻や愛人を襲う場面は、『源氏物語』のクライマックスともいえる場面である。その苦しみ、やるせなさ、生死を超えるほどの「怨念《おんねん》」の強さは、現代の読者の心にも深く届くものがある。

ねたみは「脳」が生み出す？

しかし、このように人を「ねたむ」という感情は、いったいどのようにして生まれてくるのだろうか？

「ねたみ」という感情を分析するために、千葉県の放射線医学総合研究所が行った興味深い実験の記録があるので紹介したい。

健康な大学生十九名に、次のような「シナリオ」を読んで、そのあとでアンケートに答えてもらう。さらに脳内の変化を調べるために、ｆＭＲＩの検査を受けてもらい、その結果を分析するのである。

ここで読んでもらうシナリオ（内容は若干変更してある）には、次のような三人の大学生が登場する。あなたが男性の場合を例にとって説明しよう。

Ａ：男性で、自分より成績がよくてイケメン。女性にモテるし高級車に乗っている。
Ｂ：女性で、頭がよくてセンスがよい美人。男性に人気があり高い車に乗っている。
Ｃ：女性で、成績はそこそこ、顔もそこそこ。彼氏はいない。車は自分と同じレベル。

「ねたみ」の感情分析実験

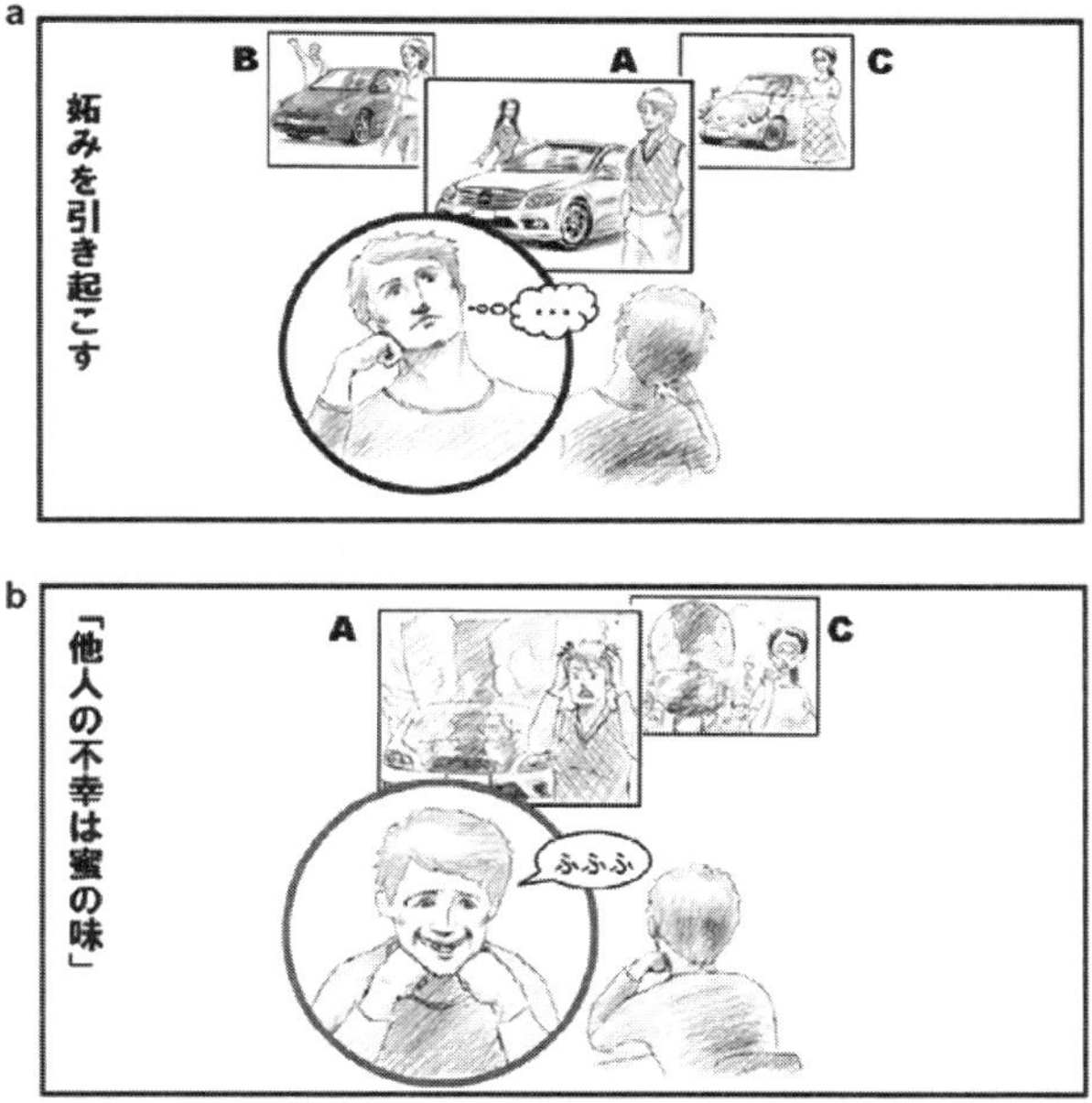

放射線医学総合研究所HPより

Ⓐ 男性で、自分より成績がよくてイケメン。女性にモテるし高級車に乗っている。

Ⓑ 女性で、頭がよくてセンスがよい美人。男性に人気があり高い車に乗っている。

Ⓒ 女性で、成績はそこそこ、顔もそこそこ。彼氏はいない。車は自分と同じレベル。

誰がねたまれやすいのか!?

要するに、Aは「モテ男でイケメン。頭がよくて金持ち」、Bは「美人で頭がよくて金もある」、Cは「どちらかといえば平凡な女性で、自分と同レベル」というわけだ。

実際に行われたテストの結果を見てみよう。

アンケートの結果、「ねたみ」を買うのは、A＞B＞Cの順。当然のことだが、自分と同性の「成績優秀、イケメン、金持ち」への「ねたみ」はとても強い。異性は「付き合う対象」にもなるので、ねたみはそれほど強くなく、自分と同じレベルの人にはねたみの感情は湧かない。

fMRIでは脳の「前《ぜん》部《ぶ》帯《たい》状《じょう》回《かい》」の活動がAに対して高くなり、アンケートで「ねたみ」を強く感じた者ほど、高いレベルを示していた。つまり「ねたみ」という感情は、脳の一部で作られ、そこが活動すると「ねたみ」も強くなるのである。

ちなみに前部帯状回は、「身体の痛み」を認識する部位だと考えられている。「ねたみ」はある意味、「心が痛い」状態。しかし、それは単なる「言葉のあや」というわけではなかった。本当に「身体の痛み」と同じ部位で、私たちは「心の痛み」を感じていたのである。

次に学生AとCに「重大な不幸（自動車が事故で破損、恋人が浮気をしたなど）」が起きた時の「うれしさ」を尋ねた。気持ちのアンケートでは、イケメン君（A）の「不幸」には、「とてもうれしい」気持ちがいちばん強かった。「他人の不幸は蜜《みつ》の味」という気持ちがアンケートにもよく表れていた。

ｆＭＲＩの脳画像では、やはりＡの不幸に対しては、脳の「線条体《せんじょうたい》」の活動が最も活発になった。また、「ねたみ」で「前部帯状回」が活発になる人、つまり、他人への「ねたましさ」でもだえ苦しむようなタイプの人ほど、他人の「不幸」を喜ぶ「線条体」の活動が活発になるという相関関係があることもわかった。

簡単にいうと、自分よりすぐれた相手が不幸に陥ると、「ざまあみろ！」とうれしくなり、自分と同レベルかそれ以下の相手だと、「かわいそう！」と同情する。人間とは、そのようにプログラムされた生き物なのである。

「危険な隣人」との対決

Ｄさんが久しぶりに顔を見せたので、その後の様子を伺《うかが》った。「実は、あれからも大変だったんです」とＤさん。

Ｄさんは体調を崩してしばらく実家で寝込んでいたため、その後、管理組合の総会で決まった管理費の値上げや修繕費の拠出金について、何も知らない状態になっていた。

本来ならこのような重要書類は、間違いのないように各戸に郵送で届けるのが通例だ。理事長はその手間を省《はぶ》いたのか、あるいは多少の悪意でもあったのか、切手も貼《は》らずに封筒に入れてＤ

さん宅の郵便受けに投函したらしい。あとで聞くと、Dさんの経営する会社の社員が、単なるダイレクトメールと思って破棄してしまったようだった。

ある日、理事長からDさん宛に「内容証明」が届いた。

「総会決定についてこれまで何度も通知しましたが、必要な分担金を払おうとしないのはきわめて遺憾に存じます。ついては、『少額訴訟』の手続きによって、Dさんを法的に訴え、裁判所においてどちらが正しいかの判定を受けていただくことといたします」

Dさん夫婦にとってはまさに「寝耳に水」！　とにかく驚いた。法的措置？　自分たちを犯罪者扱いするつもりなのだろうか？

とにかく必要なお金は払うから、訴訟は取り下げてもらうようにと、理事長に電話したが、留守電になっていて誰も出ない。何度かけても同じ状態だった。近所の奥さんも「まあ、一度はきちんと裁判で白黒つけたほうがいいということになったんですよ」と冷たい返事。

「少額訴訟」とは、家賃をいつまでも払わないなどの悪質な「延滞」に対抗するため、一回の審理だけで判決を出すという訴訟手続き。六十万円以下の支払いを求めるという場合だけに適用される。別の奥さんは声を潜《ひそ》めながら、「まあ、この訴訟は負けても一万円だしねえ、という理事長の一言で押し切られちゃったのよ。ごめんなさいね」と話してくれた。

Dさんは、すぐに必要なお金を払い込む手続きをして、そのうえで知り合いの弁護士と相談した。

少額訴訟が行われる日、理事長は意気揚々《いきようよう》と裁判所に乗り込んだ。裁判という公的な場で、Dさん夫婦の「悪事」を堂々と暴露《ばくろ》できる。どこかそんな気持ちがあったのだろう。しかし、Dさん夫婦は姿を見せず、代理の弁護士から次のように通告された。

「この件は、少額訴訟ではなく通常の訴訟手続きに切り替えます」

一瞬、何を言われたのかわからなかった。何度も聞き直して、やっと理解したのは次のようなことだった。

少額訴訟は、訴えたほうが圧倒的に有利な裁判。そのため、訴えられた側を守るために一つの権利が与えられている。それが「通常の裁判に切り替える」権利なのである。訴えた側はこの決定を覆《くつがえ》すことができない。つまり、通常裁判で白黒つけるしかなくなるのである。

理事長は、Dさん夫婦がまさかそのような「反撃」をしてくるとは思っていなかった。

顔色を変えてマンションに戻った彼は、緊急の総会を招集した。本格的な裁判になるとすれば、負けても一万円などというレベルではない。弁護士を頼むだけで数十万円の出費。それを全戸から緊急に集めるという提案をした。

案《あん》の定《じょう》、総会は大荒れとなった。「理事長さんが、負けても一万円っていうから、しぶしぶ賛成したんですよ。話が全然違うじゃないですか！」「理事長がきちんと話を伝えてお金を出してもらえば、それで済んだ話じゃなかったのか？」等々。

数日後、Dさんのもとに弁護士から電話が入った。

「理事長は訴えを取り下げてきましたよ。和解したいそうです。どうしますか？」

裁判を継続するかどうか、それを決める権利はDさんの側にある。

「そうねえ、どうしようかしら？」

「今回はDさんの『全面勝訴』です。あまり関係をこじらせないほうがいいかも」

「おっしゃる通りですね。こちらもこの辺で引きましょう」

これで訴訟の話は正式に取りやめとなった。

それから、Dさんに対する周りの人たちの態度が豹変した。きまり悪そうに、これまでのことを謝ってくる人もいた。

一方、理事長は突然マンションから姿を消した。噂では、ほとんど夜逃げ状態でどこかへ引っ越して行ったとのこと。その部屋は今や空き部屋となり、いつの間に立てられたのか、「入居者募集中」ののぼりが風にはためいていた。

「反撃」のチャンスを待つ

Dさんの事例では、理事長の「やりすぎ」が、結果として「つまずき」を呼んだ形となった。

集団による「いじめ」の行為の中でも、普通の人たちは心のどこかで「これってやりすぎじゃない?」という「うしろめたさ」があるもの。

この例での理事長の場合は、そのような「うしろめたさ」をあまり感じないタイプのようだ。だから「この辺でやめておこう」という「歯止め」が掛からず、行動がエスカレートしてしまう。

こんな場合はじっと我慢していると、このケースのように相手が勝手に「敵失《エラー》」をおかすことがある。周りの人たちも、理事長に気圧《けお》されてしぶしぶ従っている人たちがいるので、「潮目《しおめ》が変わる」と急に彼が不利な立場に置かれてしまうのである。

状況が自分に不利な時も、「自分が悪いわけではない。きっとわかってもらえる時が来る」と信じて、誠実な対応を続けていれば、周りの人たちから「そんなに悪い人じゃないよね」という「共感」を得て、次第に状況が好転してくることもあるのだ。

そのことをいつも忘れないでほしいと願っている。

第三章　危険な隣人～ご近所トラブル編

隣家の主婦からの執拗なクレーム

マンションやアパートなどの集合住宅では、お隣《となり》と部屋が接しているため、ピアノの騒音や子どもたちの歓声などが、トラブルの原因になることが多い。お互いのプライバシーを邪魔し合わないようにするのがかなり難しいのである。

では、苦労して一軒家を手に入れた人たちはどうだろう？　そうしたトラブルと無縁かというと、けっしてそうではない。

地域の「ご近所付き合い」は、防犯や火の用心での安心感というメリットもあるけれど、お互いの生活に干渉《かんしょう》しすぎてしまったり、あらぬ噂《うわさ》が近所中に広まっていたりと、さまざまな「ご近所トラブル」が発生する。「お隣さん」がまともな相手でない場合は、やはり「危険な隣人」と化して、とんでもない目に遭《あ》ったりすることがある。

「終《つい》の棲家《すみか》」と思い定めて、長い間ローンを払い続けた挙げ句に、泣く泣くその家を売って引っ越さざるをえないケースさえあるのだ。

こうした「ご近所トラブル」をどう乗り切るかということも、たいへん切実な問題なのである。

問題の多い「ご近所さん」

E子さんは四十代半ばの女性。三ヵ月ぶりの外来受診だった。

しばらく顔を見ないうちにげっそりとやせ細っていたので、こちらはひどく驚いた。

「いったい、どうなさったんですか？」

E子さんは弱々しく微笑んで答えた。

「ご心配、ありがとうございます。最近食が細くなって、思うように食べられなくなりました。息子が心配して、先生によく診《み》ていただくように言うものですから」

もともと小柄な女性ではあるが、三ヵ月で二十キロ近くもやせるとは尋常ではない。

まずは全身のチェックということで、血液検査やレントゲン検査などを行ったが、特にこれといった異常は認められなかった。

前回の来院は、郊外の街への転居のごあいさつの時だった。ご主人が数年間転勤になるとのことで、永年住み慣れた家を一時とはいえ空《あ》けるのに不安がないわけではないが、夫を一人で赴任《ふにん》させるのは忍びないと、E子さんもついていくことになったのである。

「とりあえず家電つきのマンションを借りました。ちょっとした旅行気分でしょうか」

と、にこやかに語っていらしたのだが……。

「もしかして……」とこちらから尋ねてみた。

「何か強いストレスでもあるのでしょうか？　引っ越した先の環境になじまないとか、ご近所の方たちとのトラブルがあるとか」

「いいえ、そんなことはまったくないんですが……」

彼女はしばらく口ごもっていたが、やがて重い口を開いて状況を説明し始めた。問題が起きたのは、引っ越し先ではなく、これまで住んでいた自宅のほうだった。

義理堅いE子さんは、ご近所へのあいさつ回りはしっかり済ませた。緊急連絡先も彼女の携帯にして、何かあったらすぐ連絡してもらうようお願いした。

それでも家のことが心配で、月一回は持ち家に戻り、部屋の空気の入れ替えと掃除をしていた。ところが、お隣の奥さんからクレームがついた。

「うちをずっと空けておくなんて、物騒じゃないですか。この前、近くで発砲事件があったばかりなんですよ。留守だなんて思われたら、誰が入り込むかわかったものじゃない。本当は、毎日窓を開けておく必要があるんです。先週だって、本当はお宅がゴミ置き場の掃除当番だったはず。ゴミだらけだと困るから私がやっておいたんです」

確かに先月、隣町で暴力団の発砲事件があったことはニュースで知っていた。しかし、住んでもいない家で、毎日窓を開けたりゴミ置き場を掃除したりなんて、できるわけがない。E子さんは心の中でそう思ったが、口に出せばケンカになる。

E子さんはやむなく、週一回は家に戻るようにした。庭の手入れやら、家の外の掃除をしてからマンションに帰る。でもそんな時に限って、近所の誰とも会わない。

「いつ戻っていらしてるの？　誰か雇ってでもいらっしゃるのかしら？」

お隣からの皮肉の電話がさらに増えた。


E子さんのお隣というのは、もともと地元の名士である不動産会社の社長の家。奥さんもご近所ではしっかり者と評判の人だった。昨年、社長が肺がんで亡くなってから、歳の離れた奥さんは一人でその家に住んでいる。以前は連日のように来客があったものだが、最近では訪れる人を見かけることもほとんどなくなっていた。

それでも周囲の人への影響力があるのか、E子さんの悪口が近所で広まったらしい。

「毎日、お隣から苦情の電話が入るので、だいぶ精神的に参ってしまいました。ご近所の方たちも最初は同情してくれていたのが、最近は悪口を言うほうに回っていらっしゃるようで、気持ちがすっかり落ち込んでしまいました」

事情を聞いて、ようやく納得がいった。E子さんは、ご近所からの連日のクレームで、軽いうつ状態に陥《おちい》ってしまったのである。三ヵ月にわたる連日の心労で、心も身体も限界だったのだろうと思われた。

不安が人を攻撃的にする

「ご近所トラブル」で体調を崩して外来を受診する人を時々見かける。ちょっとした行き違いから口論になったりして、ずっとイヤな思いを抱えている状態の人に多い。

確かに、互いにいがみ合った状態でウツウツと毎日を過ごすのは、精神的にかなりのストレスとなる。ずっと家にいる専業主婦の方からこの種の悩みを聞くことが多い。

お隣とうまくいかないからといって、高いローンを組んで買った家を簡単に手放すわけにはいかない。子どもが小さければ、ストレス解消のために外出するのもままならない。

夫にそのつらさを訴えても、なかなかその大変さを理解してもらえない。具体的な内容がちょっとしたイヤミだったり、本人にだけわかる程度の嫌がらせだったりするので、一見すると大した問題に見えないからだ。

しかし、一つひとつはささいなストレスであっても、毎日のようにイヤな思いを抱えたままでいると、次第に自律神経系のバランスを崩し、免疫力が低下してくる。風邪をひきやすくなり、胃が痛くなり、頭痛が治らなくなる。内科で薬をもらってもなかなかよくならず、詳しく話を聞くうちに、ようやくその原因に思い当たることも少なくないのである。

E子さんの場合、若い頃にその街に住み着いてから地域の仕事もきちんとこなしており、両家の夫の存在もあって、ずっと安定したご近所付き合いを続けてきた。しかし、今回の夫の転勤と不在、お隣の家庭事情の変化によって、隣人の態度が豹変《ひょうへん》したようだ。

長くこの街に住んでいる向かいの奥さんによれば、お隣の奥さんはもともと精神的に不安定なところがあったとのことだった。若い頃は美人でたいへん聡明だったそうだが、社長との結婚後は前妻との間で微妙な立場に立たされていた。ご自身が子どもに恵まれなかったこともあって、会社の後継者問題でも前妻の息子さんが社長の跡《あと》を継《つ》ぐことになり、将来への不安やストレスに悩まされていた様子。夫ががんで亡くなってからは、心身ともに調子を崩していたとのことだった。

そうした彼女の目に、E子さんたち夫婦の生活はどのように映っていたのだろう？

歳をとっても仲のよい夫婦で、子どもにも恵まれて幸せそうに見える。夫の転勤にも妻がついていって、きちんと身の回りの世話をする。E子さんにとっては「普通」の行動であっても、「隣の芝生は青い」ということわざの通り、彼女の目には実際以上にうらやましく見えていたのかもしれない。

一人暮らしのさびしさに加えて、近所で起きた発砲事件がさらに輪をかけて、彼女を「不安」

な精神状態に導いたようだ。

このように「落ち込み」「あせり」「不安」などの「感情」が重なり合ったレベルになると、「毎日、自宅に戻るなんて無理ですよ」と「正論」を打《ぶ》っても埒《らち》があかない。「また自分勝手なことを言って」と逆ギレされるだけである。最初は穏やかに対応していたE子さんだったが、毎日のように精神的な「攻撃」を受けているうちにすっかり参ってしまい、精神も身体もボロボロになって、外来を訪れる羽目になったのだ。

E子さんはしばらく通院して、軽い薬を飲んだり、カウンセリングを受けたりしていたが、元来、いつまでもくよくよ悩まない性格であり、徐々に回復してそのうち外来を訪れることもなくなった。

隣家の通報で警察トラブルに発展

その後、半年はE子さんから何の音沙汰《おとさた》もなかった。

年の瀬になって、今度はご主人が胸やけで来院された。検査では逆流性食道炎ということになり、まずは一安心。その後の様子について伺《うかが》った。

「おかげさまで、まあ、なんとかやっています。年末年始は休みなので、久しぶりに家に戻ってきました。息子と三人、たまには家族水入らずで正月を過ごそうかと思って」

「ああ、いいですね。ぜひ、ゆっくりなさってください」

こちらもそれを聞いて安心し、年末のあいさつをして別れた。

しかしそれから一週間もしないうちに、E子さん一家に大事件が勃発《ぼっぱつ》し、年始早々、家族三人で来院してくることになるのである。


その日は、年も明けてあいさつ回りもようやく終わり、家族三人、リビングでくつろいでいた。息子さんは新しいテレビゲームを大画面で楽しんでいた、という。

E子さんは、何やら外が騒がしいことに気づいた。サイレンの音も聞こえる。

「いやねえ、パトカー？　それとも救急車？　近くの人が餅を喉《のど》につまらせたのかしら？」

家族でそんなことを話していると、突然インターホンが鳴った。玄関の扉をドンドンと乱暴に叩《たた》く音が響く。

E子さんはあわてて、ドアを開けようとした。その瞬間、ドカドカッと警官が数人、なだれ込むように入ってきた。

「その時、警官の勢いに押されて尻もちをついた。いや、玄関のたたきのところで足を滑《すべ》らせて転んだんですね？」

私はE子さんに状況を確認した。

「ええ。たいしたことはないって言ったんですけど、この子が」

「ダメだよ、母さん。これは立派な証拠になるんだから」と息子さん。

レントゲンの結果、しかし左足首のくるぶしに剝離骨折《はくり》が認められた。内出血していてかなり腫《は》れている。

「とにかく、今は安静がいちばん。あとは軽いムチウチに注意ですね。今は何ともなくても、あとで頭と首が痛くなってくることがありますからね」

でもいったい、何が起きたのだろう？　E子さんは相当ショックを受けている様子。ご主人に尋ねてみた。

「昨夜はとにかく大変でした。私たち三人とも、一睡《いっすい》もしていないんです。今はこんな状態なので、詳しくは後ほど。とりあえず『診断書』を一通お願いします」


それから一週間後、息子さんから今回の事態を説明する手紙が届いた。

彼は大学で法律を勉強していて、前年のうちに司法試験にも合格していた。だからいっそう、今回の警官の横暴《おうぼう》な態度には驚かされたとのことだった。

母親思いの彼としては、E子さんが倒れて痛がっているにもかかわらず、まるでこちらが犯罪者であるかのように、尋問口調で家族を問い詰める警官の態度に強い怒りを覚えたという。令状も証拠もないのに、「聞きたいことがあるから」と警察署に連れて行こうとしたらしい。

彼からの手紙によれば、今回のきっかけは、お隣の奥さんからの一一〇番通報だという。「もしもし、今、隣の家で発砲事件が起きています！　隣の息子さんが銃を乱射しているんです。私は怖くて怖くて！」

と電話口で叫んだとのことだった。先日も近所で発砲事件があったばかり。警察は「また事件か」と色めき立ち、急遽《きゅうきょ》E子さんの家に押しかけたのだった。

令状がないまま、無理やり家に上がり込もうとした警官たちに、息子さんが法律用語を駆使《くし》して対応した。彼が司法関係者だとわかったとたん、警官たちの態度が豹変した。結局、玄関先での話のみとなり、息子さんがやっていたシューティングゲームの音でお隣の奥さんがパニックになっただけだとわかり、警官たちも納得して帰っていった。

向かいの家の奥さんによれば、お隣の奥さんは前から少し、話の内容がおかしかったという。

E子さんの息子が射撃練習をしていたと言うので、「今どき物騒ですねえ」と相槌《あいづち》を打ったけれど、よく聞いてみると、十年以上前、彼が小学生の頃に友だちと庭でやっていた「射撃ごっこ」の話だとわかった。

「私はこの前、E子さんのご主人に殴《なぐ》られて、ひどい目に遭ったのよ。夫が亡くなってからいやらしい目で私を見ていたけど、『そんな女じゃない』って言ったら突然怒り出すのよ。ホント、冗談じゃないわ」

と、お隣の奥さんが近所に触れ回った時は、周りの人たちもさすがにわかってきて、「まあ一度、病院に行って相談したら」とアドバイスしたとのこと。

結局、近所の医院に行ったら、「認知症の疑い」と言われたそうですよ、と向かいの奥さんは声をひそめた。「あの人もまだそんな歳じゃないけど、この間テレビでやっていた『若年性の認知症』って病気じゃないかしら？」というのが彼女の話だったという。

「世の中には、まだまだひどいことがずいぶんあるんですね。今回のことをきっかけに、弁護士になったら世の中から少しでも冤罪《えんざい》をなくすよう力を尽くしたいと思います」と、息子さんからの手紙は結ばれていた。

奇《く》しくも世間では、長年にわたる冤罪に苦しんだ人の無罪が立証された、というニュースが連日放送されていた。

気づかれない「認知症」の問題

「認知症」と聞けば、誰が見てもおかしな言動をしているから、「すぐそれとわかるだろう」と思っている人が多い。しかし実際には、「認知症」という診断がつくまで時間がかかるケースもかなりある。

特に「まだらボケ」といわれることもある「脳血管性認知症」では、一見するとごく普通の生活ができていて、何の問題もないように見えることが多い。障害を受けた脳の部分によって、話の辻褄《つじつま》が合わなかったり、物忘れがひどいことがあるが、近所付き合いでは普通にあいさつもできるし、日常の会話からはそれとわからないということがよくあるのだ。

実例で出てきた、お隣の奥さんについていえば、以前から辻褄の合わない話を時々していた、とのこと。E子さんの息子さんの「発砲事件」にしても、彼が小学生の頃の話と一緒になってしまっており、記憶と認知機能に障害がありそうだ。一人暮らしのうえに、近所で起きた発砲事件でかなり神経過敏になっており、隣から聞こえてきたゲームの「銃撃戦の音」に驚いて、一気にパニックを起こしてしまったようである。

E子さんの夫から思いを寄せられ、断ったら暴行を受けたという話は、さらに現実性に乏《とぼ》しく、以前、誰かから受けた暴力行為と混同しているのではないかという疑いがある。

もちろん、それだけで軽々しく「認知症」の診断を下せるわけではない。まして六十歳くらいのようだから、脳のCTスキャンやMRI、認知機能に関するテストなどを総合して決めていく必要がある。

たとえ「もの忘れ」がひどくて「認知症」と診断されたとしても、普段の生活にあまり問題が生じなければ、強い薬を使ったりせずに、そのままの生活を続けられることも多い。家族や近所の人たちの援助があれば、多少のもの忘れがあっても、これまで通り暮らしていける可能性は十分にあるのだ。

認知症で大きな問題となるのは、「徘徊《はいかい》」「火の始末」「もの盗られ妄想《もうそう》」の三つだろう。特に最後の「妄想」は、「息子の嫁が自分のお金を盗んだ」「お隣の人に大事なものを持っていかれた」といった形で「大騒ぎ」になることも多く、家族や近所の人を敵に回すことで、本人の状況をますます悪くすることがある。

「危険な隣人」の中には、時にこうした「認知症」が紛《まぎ》れ込んでいることがある。話していることがあまりにも現実離れしていたり、被害妄想のように見える際は、単に「ウソつき」「悪い人」と決めつけず、「もしかして『病気』なんじゃないか？」と疑ってみる必要がある。年齢がまだ若くても、「若年性認知症」「若年性アルツハイマー病」などの診断が下されるケースも増えている。

お隣の人に直接、「病院に行ったら？」などと言えば、当然トラブルになってしまう。あまりにも言動がおかしい時は、家人にそれとなく知らせるほうがよい。E子さんのケースでは、お隣のご主人が亡くなってしまい、本人の行動を誰も抑えることができなくなってしまった。警察という第三者が入ってくることによって、問題が明らかになったことは、結果的にはよかったのだが、そうなるまでにE子さんとその家族は、肉体的にも精神的にも大きな試練《しれん》を負《お》うことになってしまった。

ご近所トラブルを引き起こす背景

E子さんは足のけがも癒《い》えて、家族の生活もようやく落ち着きを取り戻したようだった。ご主人も、今回の騒ぎには大きなショックを受けたらしく、会社と掛け合って、地元の職場に戻れるようにしてもらったという。春からは住み慣れた家からの通勤となる。E子さんがホッとしたことはいうまでもない。

お隣の奥さんからの「攻撃」も一段落した。とはいえ、イヤミは相変わらず。

「あんな事件を起こしておいて、よくのうのうと暮らしていられるわねえ」

「いい加減に、ここを引き払って出て行ったら？」

などとも言われるが、病気のせいだと思えば、あまり腹も立たなくなった。

むしろ、ご近所の人たちから「危険人物」のように言われるのを見て、E子さんは心を痛めていた。お隣の奥さんは義理の息子さんから、病院に通ってきちんと治療を受けるように言われたらしいが、自覚がないせいか、どこにもかかっている様子がない。

そんなある日、E子さんの携帯から緊急の電話がクリニックにかかってきた。

「先生大変です。お隣の奥さんが倒れてます。どうしたらいいんでしょう？」

「どんな具合なんですか？」

「庭先で倒れているのが見えたんです。びっくりして駆《か》け寄ったら、口から血を吐《は》いているんです。まだ息はあります」

「すぐに救急車を！　近くの病院に運んでもらってください」

E子さんは気が動転して、こちらに電話をしてきたようだが、まずは救急病院に運ぶのが先決。こちらも気を揉《も》みながら、事態の推移を見守るしかなかった。

その数日後、E子さんが外来に見えた。お隣の奥さんがどうなったのか、さっそく尋ねてみた。

「幸い、命は助かりました。私もホッとしましたよ。あのまま亡くなったりしたら、どうしようかと思いました」

「まずはよかったですね。でも、いったい何が起きたんですか？」

「食道の血管が破れたって聞きました。肝臓がそうとう悪かったみたいです」

「そうですか、よく助かりましたね」

「すぐに見つけてもらったおかげで命拾いしたって、感謝されました。あと十分でも遅れていたら、危なかったみたいです」とE子さん。

とりあえず命が助かったことで、E子さんもご家族もみなホッとしたようだ。しかし、どうしてそこまで肝臓が悪くなってしまったのだろう？

「実はあの奥さん、かなりの酒飲みだったそうよ」

と、E子さんに教えてくれたのは、向かいの「情報通」の奥さんだった。

「大きな声では言えないけれど、若い頃は夜のお仕事をなさってたみたい。そこで社長と知り合ったんですって。なかなかの美人だし、男性のあしらいもうまくて、社長さんはすっかりメロメロになっちゃったのよね。結局、前の奥さんと別れて、あの方と結婚することになったんだけど、周りは大変だったみたいよ。

でも、その後は子どもができなくて、夫婦関係もうまくいかなくなっていたみたいね。時々夜中に旦那さんが大声で怒鳴ってたけど、お宅には聞こえなかった？　その頃からか、奥さんはだんだんお酒を飲むようになってたみたい。先日お会いした時もお酒臭かったし、顔色もよくないなって思った。ここのところ、言っていることが支離滅裂《しりめつれつ》なことも多くて、『認知症？』って思ってたけど、お酒で脳をやられていたのかしら？」

お隣の奥さんがE子さんの家を訪れたのは、退院した翌日のことだった。

「この間は、本当にありがとうございました。本当に命拾いしました。一ヵ月も入院するはめになったけれど、おかげさまでずいぶん元気になって、気持ちもスッキリした気がします。お医者様には、お酒を控えるように釘《くぎ》を刺されちゃいました」

と屈託《くったく》のない笑顔でお礼を述べて帰っていった。

E子さんは、複雑な思いを抱えながらも、この間の苦労が報《むく》われた気がして、ようやくホッとした気分になったのだった。

「病気」が攻撃性を生む

いわれのない人身攻撃を引き起こす「病気」として、「認知症」のほかに「アルコール性脳症」などさまざまな疾患《しっかん》がある。

このような問題行動に繋《つな》がる病気の特徴は、次のようなものだ。

①自分が病気だという自覚がない
②周りからも、一見したところ健康なようにしか見えない

③常識からかけ離れた「考え方」や「行動」を引き起こす

一般的に、アルコールを長年飲み続けていると、脳の神経細胞がアルコールの毒性により変性を起こしてくる。

ＣＴスキャンやＭＲＩで調べると、脳が萎縮《いしゅく》して小さくなり、頭蓋骨《ずがいこつ》との間に大きな隙間ができてくる。知的な判断を行う前頭葉の部分での萎縮が特に強いため、判断力や認知機能に障害を来《きた》すのである。

最近の研究では、多量に飲酒をする人は認知症になりやすいことがわかってきている。フィンランドの調査では、多量飲酒者が認知症になる頻度は、通常の二・六倍に達する。また、施設入所中の認知症患者のうち、二九パーセントがアルコール多量摂取者だったという報告もある。

「アルコール性認知症」という診断も最近されるようになってきた。比較的若年層にも認知症状が見られるため、「若年性認知症」の一部は、こうしたアルコールが原因になっているといわれている。さらに、アルコール依存症の治療を受けている人たちの四〇パーセントに、何らかの認知障害が見られたという研究結果もある。

また、お酒ばかり飲んでいると、ビタミンなどが吸収されなくなり、ビタミン欠乏症の症状が出てくる。アルコールに関連した病気でよく知られているのが「ウェルニッケ脳症」や「コルサコフ症候群」である。どちらもビタミンB_1が低下したために起きる脳障害で、特にコルサコフ症候群では、もの忘れが激しくなり、話の辻褄を合わせるために「作話《さくわ》」をしてしまうのが特徴とされている。普通の会話は問題なくできるので周りも最初は気づかず、突然周囲を巻き込んだ大騒動に発展することがあるのだ。

実例で出てきたE子さんのお隣の奥さんは、若い頃からお酒を飲む職業についていた。社長との結婚前後はお酒を控えていた可能性が高いが、噂話を総合すると、夫との関係の悪化とともに、アルコールでさびしさを紛らわせるようになっていった可能性が高い。

夫婦の間に子どもはできなかった。社長は後継者選びに悩んだ挙げ句、前妻との間にできた息子に跡を託《たく》すことに決めたとのことだった。後妻である奥さんとしては、何としてもそれだけは阻止したかったようだ。しかし、すべては社長の決断にかかっていること。最終的には彼の一言で押し切られたという。

「血を吐くまで肝臓が悪くなっていたのなら、もっと早く医者にかかることはできなかったのでしょうかねえ?」とE子さん。

話を聞きながら、こちらも思わずため息をついた。

「でもやはり、無理だったのかしら? ご主人も含めて、周りがみな敵に回ったような状況なので、ご本人も弱みを見せるわけにはいかなかったんじゃないかって、向かいの奥さんも言ってましたからね」

おそらくお隣の奥さんは、体のだるさやむくみを自覚していたはずだ。にもかかわらず、それを押し隠してアルコールでさびしさを紛らわしていたのだろう。唯一頼りにしていた夫とはうまくいかず、前妻の息子を次期社長として受け容れなければならない立場。それに比べて隣のお宅は、夫婦仲むつまじく息子にも恵まれ、幸せを満喫しているように見える。「隣の芝生」はとてもうらやましいものに見えたに違いない。

アルコールのために脳の働きが鈍《にぶ》り、肝臓の障害でますます体調が悪くなっていく。彼女の「恨《うら》みつらみ」は、E子さん一家への「妄想」と「攻撃」となって表れたようだ。

「改めて伺うと、なんとも痛ましい話ですよね」とE子さんがつぶやいた。

命を助けてくれたお礼を言いに訪れたからといって、E子さんに対する「ねたみ」や「嫌がらせ」がなくなるかどうかは、まだわからない。ただ、E子さんは今回の騒動の原因が究明されて一安心したようだ。

「これからも家族で力を合わせて、なんとか乗り切っていこうと思います」

と語ったE子さんの表情は、以前よりずいぶん明るくなったように見えた。

「認知のゆがみ」が怖い

この章では、「認知のゆがみ」を引き起こす「病気」について述べてきた。

都市部のマンションの住人に比べて、一戸建て中心の地域は、平均年齢も高く、高齢化が進んでいることが多いため、表面に出ない「認知症」には注意が必要だ。

ちゃんと伝えたつもりでも、「まだらボケ」と呼ばれる「脳血管性認知症」のため、話がおかしな具合に伝わり、隣近所と口論になってしまったり、中には「難聴」のために話がまったく伝わっていなかったということもありうる。

そのほかにも、「認知のゆがみ」を引き起こす病気はたくさんある。さらにいえば、病気といえなくても、考えが偏《かたよ》っているとしか思えないようなキャラクターを持った人はたくさんいる。

いずれにしても、「お隣とは長い付き合いだから、こちらのことはよくわかっているだろう」という思い込みは禁物、という時代になってしまった。

むろん、隣近所の「お付き合い」は、今でもとても大切なものである。子どもたちや家族の安全を守ってくれている重要なシステムでもある。だからこそ、お互いの健康状態や、コミュニケーションについて、いっそう細やかな配慮が必要な時代になったともいえるだろう。

第四章　危険な隣人～ハラスメント編

ハラスメントはどこでも起きる

「ハラスメント」と呼ばれる行為には、本当にさまざまなものがある。主に女性に対する性的な言動を対象とする「セクシャル・ハラスメント」（セクハラ）は、世間で広く知られるようになり、企業の社員研修などでも必ず触れられるようになった。

職場などの力関係で相手を支配しようとする「パワー・ハラスメント」（パワハラ）は、いわゆる「社内いじめ」とも関連があり、社員の「うつ病」や「自殺」に繋《つな》がる原因の一つとして注目されている。

フランスの精神科医、マリー＝フランス・イルゴイエンヌは、言葉や態度による精神的な暴力行為を総称して「モラル・ハラスメント」と呼んだ（『モラル・ハラスメント——人を傷つけずにはいられない』紀伊國屋書店）。

イルゴイエンヌは、このようなハラスメントを「精神的な殺人」と断じている。身体的な暴力のように、目に見えるわけではないけれど、それだけに周りから気づかれないまま、心身に大きなダメージを与えるのだ。

パワハラの事例は第一章で扱ったため、ここでは「セクハラ」の究極の形ともいえる「ストーカー」の問題を事例とともに検討してみたい。

F美さんのストーカー被害

F美さんは、二十代前半の女性。目鼻立ちのはっきりした美人で、スタイルもよい。知らない男性から声をかけられるのは、日課といっても過言ではないレベルだという。それも学生時代からということで、当人もだいぶ慣れてきてはいた。

しかし社会人になり、親と離れての一人暮らし。仕事で遅くなったりすると、身の危険を感じることが次第に増えた。道で見知らぬ人から声をかけられるくらいならまだましなほう。夜道で待ち伏せされたり、暗がりから突然呼び止められたりすると、恐怖心でいっぱいになる。

そのうち、名前も知らない相手から、ラブレターやプレゼントの品物が自宅に届くようになった。さらに毎日のように、無言電話がどこからかかかってくる。

自分が写っている写真が、郵便受けに投函されている。どう見ても、気づかないうちに盗撮されたものとしか思えない。

どうやって調べたのか、誕生日には花束が届く。プレゼントに添えられたカードには、まるで恋人に贈るような文面で綴《つづ》られたバースデー・メッセージが書かれているが、まったく知らない相手からプレゼントをもらっても、気持ちが悪いだけだ。

さらに、贈った記憶もないのに、バレンタインデーの「お返し」と称したプレゼントまで届いた。

誕生日やホワイトデーだけではない。「〇〇の記念日」などと勝手に称して、月に一度だったのが毎週になり、そして毎日のように届くようになった。初めはハンカチやキーホルダーなど、たわいもないものだった。それがぬいぐるみやアクセサリーに変わり、やがて下着にまでエスカレートしていった。F美さんが身の危険を感じるようになったのも無理はない。

彼女は必死の思いで、気に入っていたマンションを引き払った。

しかし、引っ越してホッとしたのも束の間。しばらくすると、同じことがまた繰り返される。

F美さんは思い余って、警察に被害届を出しに行った。しかし、危害を加えられたわけでもないし、相手が誰かまったくわからないと言うと、それでは調べようがないという返事。

担当の警察官は、「何かあったら、連絡してください」と言うだけ。

「何かあったらって、私に何かあったら、どうやって連絡するんですか？」

怒りに震えながら必死の思いで訴えたが、まるで相手にされなかった。

ストーカーを生み出す条件

単なる「片思い」と「ストーカー」との違いとは何だろう？

実際の場面では、その行為を受ける側の「迷惑度」で決まることが多い。

誰しも、異性からモテることは嫌いではない。何人もの異性から好意を寄せられることにも喜びを感じることは多いだろう。相手が自分の好みの「タイプ」なら、なおさらそうだ。好きな相手からプレゼントを贈られたり、デートの誘いを受けたりすれば、さらに気持ちが高ぶるのは当然だ。

しかし、相手が「タイプでない」時はどうだろう？

相手は自分のことを本当に好きなのかもしれない。ずっと愛してくれようとしているのかもしれない。しかし自分には、その人を愛することができない。好きになってくれるまで待ちます、と言われても困ってしまう。

相手が行動を控えてくれて、たまにお茶を飲んだり、グチをこぼし合ったりするくらいで我慢してくれれば、「よいお友だち」関係を保つことができる。そのようにしている人たちも、実際にたくさんいる。

だが、ある人たちはそれを「我慢」することができない。

自分がこれほど好きなのだから、相手も少しは振り向いてくれてもよいはずだ。素っ気ないそぶりをしているのは、周りを気にしているからで、本当は自分のことを想ってくれているのではないか？　いや、きっとそうに違いない……。

恋愛ホルモンの一つといわれている「ドパミン」は、ある種の幻覚妄想《もうそう》を引き起こす神経伝達物質でもある。「恋に落ちた」時は誰でもそうではあるけれど、相手の気持ちを冷静に評価することができなくなる。それでも多くの人たちは、「もしかして、相手にはその気がないのではないか？」と悲観的に考えて、行き過ぎた行動は控えるものだ。

この「ブレーキ」が壊れていたり、十分に働かない時、「本当は自分を好きなはず。だったら、もっとプレゼントを贈って、自分の気持ちをはっきり伝えたほうが、相手も返事をしやすいだろう」などと考えて、プレゼント攻勢に出たりする。メールで毎日のように「愛の言葉」を送り続ける。携帯電話に、連日の「電話攻勢」をかけてくる。

対象になった側としては、結局はっきりと「お断りします」「たいへん迷惑しております」と言うしかない。だが、そのくらいでは「ストーカー」は挫《くじ》けない。「本心の言葉ではないだろう」と思って、ますます行動がエスカレートしてくる。仕事帰りを狙って待ち伏せる。相手の家を突き止めて、ドアの前で待ち続ける……。

特に女性の場合、そのような行動に対して「恐怖」を感じるのは当然のことだ。知人や友人に助けを求める。両親に相談する。だが、なかなか効果的な対応を取ることは難しい。最後は警察に駆《か》け込んで相談する。けれども、まだ「事件」が起きていないと、警察もすぐには動かない。最近は「ストーカー殺人」が増えたので、以前に比べれば少しは対応が変わったが、それでも、ずっと張り込みを続けたりしてもらうのは無理だろう。

結局、ストーカーに付け狙われてしまうと、F美さんのように、対応に困ってしまうケースが多いのである。

絶望したストーカーの復讐

F美さんはもともと気丈な女性である。いろいろ考えた末に、護身術を習い始めた。防犯ブザーや催涙《さいるい》スプレーも必ず持ち歩くようにした。そして仕事が終わる時間になると、明るく人通りの多い道を選び、周りに気を配りながら帰宅する。

しかし、引っ越すたびにプレゼント攻撃は続く。結果、一年で三回もの引っ越し。

F美さんはよくよく考えた末に、ルームシェアという形で同年代の女性と暮らし始めた。ルームメイトになったのは、「護身術」のサークルで知り合った仲間から紹介された「格闘技の有段者」。外見も性格もF美さんとはまったく違うタイプで、かなりボーイッシュな女性。スカートなどいっさいはかず、いつもジーンズにトレーナー姿。F美さんと並んで写真を撮ると、「男女のカップルみたい」とよく言われる。

二人で歩くようになると、これまでのような見知らぬ男性からの声かけもなくなった。身近に相談に乗ってくれる相手がいると思うと、それだけでもかなり安心する。実際、プレゼント攻撃もいったんは収まった。やれやれ、やっと解放された、とF美さんは胸を撫《な》で下ろした。

しかし、事態はそんなに甘いものではなかった。

相手もとうとうしびれを切らしたのか、今度は脅迫《きょうはく》めいた内容の手紙が届くようになった。

その内容は、まるで今まで一緒に暮らしてきたかのような文章だった。これまで自分は誠意を尽くしてきたし、それにあなたも応えてくれていた。そのかけがえのない記憶をぶち壊すように、ほかのヤツと親しくするのは許せない。そんなことが書いてある。まるで自分を捨てて、ほかの男に走って出て行った妻に対する文章のようだ。恨《うら》みと怒りがこもっていて、ルームメイトもそれを読んで「まともな神経じゃないわね」と思わず口にするほどの内容だった。

そしてプレゼントの内容も、急に変化した。枯《か》れたバラの花束に、虫の死骸《しがい》。F美さんは郵便物を受け取るたびに、恐怖で胸が苦しくなるようになった。


そして、ある週末の午後のことだった。刑事が突然F美さん宅を訪れた。

「この方をご存じでしょうか?」

刑事から見せられた写真の顔に、F美さんはまったく見覚えがない。

「あなたは、ここ数年、何度か被害届を出していますよね。もらった手紙は取ってありますか? 差出人を知りたいんです」

「気持ち悪くて、全部捨てました。もしかして、今の写真の人が犯人なんですか？」

「…………」

無言のままの刑事を前に、Ｆ美さんは「犯人なら、早く捕まえてください！」と少し興奮気味に言った。ところが、刑事の反応が今一つはっきりしない。

「同居していらっしゃる男性は、今ご在宅ですか？」

「は？　男性？　男の人ですか？」

その時、Ｆ美さんの後ろでハスキーな声がした。

「どうした？　誰か来たの？」

ルームメイトが昼寝から目覚めたらしい。頭を掻《か》きながら玄関に姿を現し、その姿を見た刑事たちは一瞬身構えた。

「刑事？　刑事がいったい何の用だよ？」とルームメイトは刑事たちをにらみつけながら言った。気まずい雰囲気が流れる中、刑事がルームメイトに写真を見せながら尋《たず》ねた。

「この顔に見覚えは？」

「あっ！　このヤロー、この間、うちの前をウロウロしていたんで、『Ｆ美につきまとっているのはおまえかよ！』って言って、軽くシメといたよ。あっ、刑事……さん。ありゃ、正当防衛だよ。だってあいつ、包丁なんか振り回してきやがって……」

その言葉を聞いて、刑事たちは思わず顔を見合わせた。

「なんだよ、あいつ。訴えようってのか？」

というルームメイトの言葉に、刑事の一人が切り出した。

「あなたは、この男を訴えますか？」

例の写真を目の前にちらつかせながら、質問してくる。

「いや、別に。こっちはケガもしてないし、F美につきまとうのをやめてくればいいだけであってさあ」

「わかりました」とひとこと言って、刑事たちはあっさり引き上げていった。


その理由は、しばらくしてわかった。実はこの男、自殺したのだ。しかも、F美さんの写真を握りしめたまま。

その事実を知ってショックで倒れたのは、ルームメイトのほうだった。ろくに眠ることもできず、たまに眠りについても、うなされて飛び起きる。そんな日が続いたため、心配したF美さんに付き添われて、病院を訪れたのである。

F美さんに無視され続けたため、彼の行動は次第にエスカレートしていた。そのうえ、ルームメイトを男性と勘違い。F美さんを失うくらいならいっそ無理心中をと、包丁片手にマンションを訪れたところをルームメイトに見つかり、逆に叩きのめされてしまったのである。

絶望した彼は、自らの命を絶つことで「最高の復讐《ふくしゅう》劇」を図《はか》った。こうすることで、F美さんの心の中にいつまでも生き続けようとしたのかもしれない。

「ストーカー行為等の規制等に関する法律」、通称「ストーカー規制法」が成立したのは、二〇〇〇年のこと。F美さんの話は、それよりも前のことである。

今では、F美さんもルームメイトも結婚してそれぞれの家庭を作り、幸せに暮らしているという。それがせめてもの救いだといえるだろう。

ストーカー化する人の心理分析

「ストーカー殺人」などの凶悪犯罪をニュースで耳にすることが増えた。以前なら「単なる『つきまとい』くらいでは捜査の対象にならない」と言って済ませていた警察関係者も、殺人に繋がるストーカー被害が増えてくると、本腰を入れざるをえなくなる。

ストーカー化する人物、特に男性には、何らかの特徴があるのだろうか？　これまでの事例などから知られている「ストーカーの特徴」についてまとめてみたい。

①「自分中心」の考え方しかできない

「恋愛」は相手との「コミュニケーション」のうえに成り立つ。つまり、「相手の気持ちを考え」、「自分の考えをうまく伝える」という相互作用がとても大切であることはいうまでもない。ところがストーカー化する人たちは、それがうまくいかず、自分中心の考えに凝《こ》り固まっていることが多い。

自分の心の中では、「相手に喜んでもらうために、プレゼントを贈っている」と、相手のことを考えているつもりでいる。しかし、相手の気持ちを十分理解していないため、結局は気持ち悪がられたり、怖がられたりしてしまうのだ。

②プライドが高いが、自信はない

「自分がここまで尽くしているのだから、相手が喜ばないわけがない」という勝手な思い込みに見られるように、自分に対する高いプライドを持っている人も多い。

しかし、その「プライド」は、本当の「自信」や「自尊心」とは少々異なるものだ。さまざまな苦難を乗り越えてきた人たちは、苦しんでいる人たちの心もよくわかるし、少々の苦労には負けないという「余裕」が見られる。

一方、ストーカー化しやすい人たちの「プライド」は、とてももろくて傷つきやすい。自分が傷つくのが怖くて、つらい道をできるだけ避けてきたのだ。二次元のゲームなどでは、「ご主人様！」と仕えてくれるメイドがいたりして、居心地のよい空間を提供してもらえる。実生活でも、優しい母親によって、ずっと守られてきたのかもしれない。

しかし「恋愛」や「社会生活」は、そう簡単にはいかない。付き合って結婚したり、家庭を築いていく道筋には、多くの困難や障害が待ち受けているのである。

相手から拒否されるのが怖い。自分のプライドを傷つけられるのが怖い。だから、相手の気持ちをきちんと確かめずに、自分が思い込んだ「恋愛ゲーム」の主人公を演じている。

本当に必要なのは、相手から拒否されたり、非難されたりすることを恐れない「勇気」だ。自分の気持ちを率直に伝え、時には失恋し、自己嫌悪に陥《おちい》ることがあったとしても、そこからまた這《は》い上がってさらによい関係を築けるよう努力するという、本当の「プライド」がここでは必要なのである。

③嫉妬深い

「人を愛する」「人から愛される」ということは、強い感情でお互いを縛《しば》り合う行為でもある。

自分だけが人を縛っておいて、自分は人から縛られるのは嫌だというのは、成熟した大人の考え方ではない。

しかし、ストーカーやその予備軍の人たちは、「相手が自分の思う通りに行動しない」ことに我慢ができない。嫉妬《しっと》深く、相手を意のままに操《あやつ》りたいという欲求を内に秘めている。

これは、前述の「高いけれど、もろいプライド」とも関係がある。幼い頃からあまり批判されず、苦労もしないで育ってきた人の中には、こうしたプライドに縛られて、「自分の地位を脅《おび》やかす者は許せない」という気持ちが強く起きることがある。

成績のよいクラスメイトには、受験や就職で失敗してもらいたい。顔やスタイルのよい知人には、恋愛や結婚で成功してほしくない。そのような事態にならないのなら、自分がちょっと足を引っ張るくらいはしてもよいだろう……。

このタイプは、恋愛の相手にも、自分への「服従」を無意識に強《し》いる傾向がある。

「ほかのヤツなんか見ないでほしい」

「自分以外の者へメールや電話をするんじゃない」

「自分に許可なく、遊びに行くんじゃない！」

要求はどんどんエスカレートして、犯罪的な行動に及ぶことさえいとわなくなるのだ。

相手が自分の言う通りにならないと、強い怒りに囚《とら》われて、自分を抑えることができなくなってしまう。そして、それまでの思い込みが強かった分、相手に対する「制裁」も執拗《しつよう》で激しいものになりがちだ。「恋人」やその家族に対する激しい「怒り」や「恨み」は、「ストーカー殺人」

などの犯罪を生むことにもなってしまうのである。

ハラスメントとの共通点

「ハラスメント」の問題は、事例で見たような「ストーカー」とは、一見したところ異なっているように見えるかもしれない。しかし、問題が発生する「メカニズム」には似通っている点が多い。

①「相手を支配したい欲求」が根底にある

ストーカーが異性に対する「支配欲」から行動するように、「パワハラ上司」もまた、「部下を自分の思い通りにしたい」という強い欲求に突き動かされている。自分の言う通りにしてくれる部下のことは好ましく思っているし、ひどい仕打ちなどしないだろう。自分に楯突《たてつ》いたり、歯向かってくるような相手だから、「いじめ」の対象になるのだ。

②自分の「思い込み」が行動の基準

ストーカーが、相手への「勝手な思い込み」で行動するように、パワハラの加害者も、自分の「思い込み」で攻撃をしてくることがほとんどだ。

「誰が見てもおかしい」とか、「客観的な基準に照らして問題がある」という相手なら、周りも問題にするし、管理部のような部門が動いて何らかの処置をするだろう。パワハラ化するのは、独りよがりの思い込みが先鋭化して歯止めが利かなくなった結果なのだ。

③周りの環境も大きい

パワハラには「場」が重要な要素となる。学校でのいじめと同じく、「臭《くさ》いものにはふたをする」ような社内環境では、簡単に社内いじめが発生する。いや、日常的にずっと繰り返されていることも少なくない。

ストーカーは集団的な問題ではないが、仲間内や社内での「お互いに干渉《かんしょう》しない」「関係が薄い」環境では、助けを期待することができずに、状況がますます悪化することがよくある。

結局、問題が発生した時に、それをきちんと「公開できる」「援助できる」「是正《ぜせい》できる」ような環境が保たれているかが重要になってくるのである。

それでは「ハラスメント」に関して、「危険な人たち」への対処はどうすべきかということについて、ここで考えてみたい。

ハラスメントの三条件

上司や同僚から、厳しい非難を浴びせられている。毎日が地獄のようだ。これは「ハラスメント」といっていいのか？　それとも、単に自分が無能なだけなのだろうか？

あなたが女性なら、職場で男性の上司から、「彼氏はいるの？」「子どもはまだ？」とからかわれる。ほかのスタッフも、それを笑いながら眺《なが》めている。不愉快きわまりない。でも、これを「セクハラ」だと管理部に訴えるべきか？　それとも、ニッコリ笑ってやりすごすべきだろうか？

「パワハラ」にせよ「セクハラ」にせよ、これを「ハラスメント」と考えるべきか、また、誰かに訴えるべきか、誰でも悩むことがある。「ハラスメント」かどうかの境界は、数字で表せるものではない。客観的に測《はか》る物差しはない。

でも泣き寝入りはしたくない。そんな時は、何を根拠にハラスメントの「認定」をすればよいのだろうか？

①自分にとって「不快感」や「苦痛」を感じさせる行為

「おまえほど無能なヤツはいない」「給料泥棒」「よく会社に出てこられるな！」など、自分にとって「苦痛」を感じさせる言葉や行為は、ハラスメントの可能性がある。

何を苦痛と感じるかは、その人の性格や生育環境にもよるだろう。だが、「誰が見ても、それはやりすぎ」というレベルは間違いなくある。

もし、自分でわからなければ、近しい人たちに尋ねてみればよい。「会社でこんな仕打ちを受けているんだけど、これって『ハラスメント』?」と。

同じ職場の人間だと、感覚がマヒしているかもしれない。だから、仕事と関係ない友人のほうがよい。友だちが「それって絶対、『いじめ』だよ!」と言えば、ハラスメントだと判断するよい基準になるだろう。

②心や体に原因不明の「症状」が現れる

人間の心や体は、少々のストレスではすぐにダウンしないようにできている。嫌な上司がいても、同じ課にセクハラ社員がいても、多少のことは目をつぶって対処できるようになっている。けれども、嫌がらせや不快な行為が一定のレベルを超えた場合、あるいは毎日のように繰り返された場合、私たちの体はそれに反応して、頭痛や腹痛などの「危険信号」を出すようになる。

それでも事態が改善しないと、不眠や不安などの「メンタル不調」が始まり、やがて「うつ状態」になって、会社に行けなくなる。朝、会社に行こうとは思う。でも体が動かない。何ともいえないだるさや疲労感が襲ってくる。気力がまったく出なくなるのである。

これは、クラスのいじめられっ子が朝、頭痛や腹痛が起きて学校に行けなくなるのと同じ。「危険な場所から自分を遠ざける」メカニズムが、私たちの体の中で自動的に働くのだ。

③第三者に相談してみる

最近は「パワハラ」「モラハラ」などについて、広く一般に知られるようになってきた。職場でのいわれのない「いじめ」や「セクハラ行為」に対する行政の指導も、かなりきちんとなされるようになってきている。

自分の受けている行為が「ハラスメント」に当たるかどうか、よくわからない時は、その道の専門家に相談するのが最も確実な方法である。

ネットでハラスメントの相談窓口を探すと、いろいろなルートで相談できることがわかる。行政関係の相談窓口には無料でやってくれるところもあり、何かと便利だ。

「体調不良」の原因がハラスメントにあるのではないかと思ったら、病院の診察室で、医者に尋ねてみるのもよい。具体的にどのような言葉や行為を受けているかを話してみれば、「ストレス」が現在の症状の原因になっているかどうかについて、アドバイスを受けることができる。

最初の相談で納得ができなければ、別の「窓口」で改めて相談してみればよいだろう。「人生の問題について、自分の力で解決への道を探っていく」。実はこれが、ハラスメントの解決にとっても、いちばん基本となるスタンスなのである。

ハラスメントに遭わないために

ハラスメントに遭《あ》うのは誰でも嫌なもの。

では、ハラスメントに遭わないためには、どうすればよいのだろう？

まずは、できるだけそうした危険性のある会社には入らないこと。

たとえば、外資系の会社や大手の企業なら、ハラスメント対策はしっかりしている「はず」。

少なくとも、ひどいセクハラやパワハラに遭う可能性は低そうだ。もしそのような実態があっても、しかるべき部署に訴え出れば、何らかの対応をしてくれるかもしれない。

もちろん、古い体質の大企業だってあるし、管理部に訴えてもウヤムヤにされる危険性はある。逆に「あいつは、上司に楯突く生意気なヤツ」だとレッテルを貼られて、もっとひどいいじめや配置転換があるかもしれない。

ただ最近は、会社側も「ブラック企業」だと思われることにかなり神経質になっている。

ネットで「ブラック」だと叩かれて、業績が一気に悪化したり、店を閉鎖しなければならなくなったような事例は増えている。どのような企業も、今では「ブラック」認定を怖がって、少なくとも表面的には、あまり無茶なことはできなくなってきているのだ。

その一方で、一代でその会社を築いた「ワンマン社長」や「創業社長」が、すべての実権を握っているような会社もまだまだ多い。跡《あと》を継《つ》いだ血族の「二代目」に代替わりしても、だいたい同じような実態になっていることが多い。

そんな体質の組織で権力を握っている相手に、「このようなやり方は不当です」などと「正論」を振りかざしてみたところで、結局は多勢に無勢。とうていかなわない。たとえ裁判をするなどして勝ったとしても、その会社にそれまでと同じように大手を振って顔を出せるだろうか？

答えは決まっている。その「労力と時間とお金」を違うことに使ったほうが、よほど精神衛生上もよい、ということになるだろう。

テレビドラマなどでは、ひどい目に遭った会社員が、最後にどんでん返しの大博打《おおばくち》で、トップを叩きのめしてしまうシーンがあったりする。「目には目を！」という発想ともいえる。

しかし、現実にそんな態度に出れば、相手から大きな「恨み」を買ってしまうだろう。同僚の中には、喜んで応援したり、協力してくれる人がいるかもしれない。

しかし、彼らも最後は、「自分がかわいい」のである。

一度、出口のないトンネルに踏み込んでしまったら、そのあとが大変。入った時は何人も一緒にいたはずなのに、一人消え、二人消え、気がつけば自分一人……。まるで「ホラー映画」のようだ。

「人を呪《のろ》わば穴二つ」ということわざがある。

人を恨みたくなっても、その感情のままに相手を陥《おとしい》れてしまうと、結局、自分の墓穴をも掘ることになる。倒れるのは相手だけではなく、自分もまたそうなってしまうのだ。

人生は、ゲームではない。「間違ったからやり直そう」という「リセットボタン」など存在しない。

だからこそ丁寧に、慎重に、事を運ばなければならないのである。

ハラスメントへの対処法

実際にハラスメントを受けた場合は、正面からやりあってもなかなかうまくいかない。

しかし、「自分一人が我慢すれば、次第に収まるだろう」と思って我慢していると、かえってどんどんエスカレートする。家族や友だちに相談しても、「まあ、会社ってそんなところだよ」「耐え忍んでいれば、そのうちいいこともあるだろう」とか言われて、何だかスッキリしない。

では、いったいどうすればいいのか？

具体的な対処法について、いくつか考えてみよう。

ひらきなおりのすすめ

いい意味での「ひらきなおり」が、とても有効な場合がある。

たとえば、自分の望まない環境の会社に入ってしまったとする。上司は、セクハラ、パワハラ、何でもありの人。

ならば、会社をやめるくらいの覚悟で対応するまで。

あなたが女性社員で、セクハラをされたなら、

「それはセクハラですよ！　やめてください！」

と大声で言ってみる。

職場でそこまで言われれば、相手だって困るだろう。案外、それでおとなしくなるかもしれない。それでもしつこく言い寄ってくるなら、しっかり録音しておこう。だって、それはもう立派な「犯罪」なのだから。

さらに、自分に対しても「ひらきなおり」の精神は必要である。

いわゆる「社内いじめ」に遭ったなら、自分に落ち度はないか、今一度考えてみるとよい。

そうと知らずに、ほかの人に迷惑をかけていたのかもしれない。

自分で思い当たることがなければ、同僚や周りの人にさりげなく聞いてみる。

「私が、何かいけないことをしたんでしょうか?」

それでもはっきりしないのなら、たまたま一方的な「いじめの対象」にされている可能性を考えてみる。そうかもしれない、と思ったら、いじめてくる相手に思い切って質問してみる。

「あなたが私の立場ならどうしますか?」

と。そしてさらに、

「なぜこんなことをするのですか? 教えてください」

と尋ねてみる。


そんなこと言えない、と思うのであれば、少しでも心身の不調を感じたら速《すみ》やかに専門家のもとに駆け込むのもありだ。

一人で考えていても、答えは見つからない。もうすでに、「社内いじめ」のターゲットにされているのだから。まずはプロに相談することがいちばんの近道。心のケアにおいても、「早期発見、早期治療」はとても重要なのである。

「味方」を増やす

一人で悩んでいても、なかなかよい解決策が思いつかない。相手に立ち向かうにしても、一人だけで正論を吐《は》いたところで、周りからの「逆襲」に遭ってしまうことが多いだろう。

そんな時は、まず、「味方」を増やすこと。

それには、誰か話を聞いてくれそうな相手に相談することが大切だ。

あなたの周りには、親身になって相談に乗ってくれる人がいるだろうか？

家族や親しい友だち。あるいは恋人。適任者がいなければ、専門家に相談するのもよい。

あなたの悩みや苦しみを、まずはそのまま受け容れてもらう。それだけで、あなたの心はずいぶん軽くなるはず。そのうえで、客観的な視点からのアドバイスをしてくれれば申し分ないだろう。

自分だけの判断だと、何か一方的な思い込みがあるかもしれない。「どうせ今度もまた、うまくいかないに決まっている」「自分なんか結局、何をやってもダメな人間なんだ」と、「負のスパイラル」に入ってしまっているかもしれない。

いずれにせよ、「味方」を増やせば気持ちにゆとりも生まれるし、対抗策も考えやすくなる。追い詰められた時は、まず「味方」を探す。これが最初にすべきことだと思う。

弱い立場なのは実は相手側

気持ちが少し落ち着いたところで、何が問題なのかを冷静に分析してみる。「相手の問題」「自分の問題」「場の状況」をもう一度、整理して考え直してみる。味方となってくれる人と一緒に考えると、違う視点から状況を見直すこともできる。

悪意に満ちた「不当な攻撃」も、冷静になって別の角度から検討してみたら意外と善意のアドバイスだったと気づくことがある。相手の言い方やタイミングが悪かったせいで、自分への「攻撃」だと受け止めてしまっただけかもしれない。

もちろん、本当に「悪意」が込められているのもよくある話。

その場合は、なぜ相手がそこまで悪意を抱き、攻撃的な態度を示してくるのか、よく考えてみる。

事例にあったように、相手は「病気」なのかもしれない。あるいは「人に言えない悩み」に苦しんでいるのかもしれない。

それがもし、あなたへの「ねたみ」が原因なのだとしたら、実は「弱い立場」なのは相手のほうなのだ。あなたのほうが「強い立場」に見えるから、相手は必死になって不当な攻撃を仕掛けてくることがある。何とか陥れようと、さまざまな「ワナ」を仕掛けてくる。

そんな時、「恐怖」や「脅え」の気持ちに囚われてしまったら、あなたの負けである。それこそが、相手の望んだ「状況」なのだ。

そうではなく、お互いの「力関係」をよく考えてみること。本当に力がある相手なら、いちいちあなたに不当な圧力をかけてきたりしない。相手にも何か問題があるから、このような事態が起きている。それを忘れてはならない。

コミュニケーション不足に注意

ハラスメントの原因として、「コミュニケーション不足」が関係していることがある。

私たちはよく「誤解」をする。相手から「なんで、そんなこと言うのよ！」とキレられて、「私は、そんなことは言っていない」と弁解した記憶はないだろうか？

実際、「どうして自分の発言を、そんなふうに取るのかわからない」と思うことは、よくある話だ。

これは、自分を守るための体のシステムが、「自分への攻撃は過大に評価する」という傾向を持っているためである。おそらく共同生活の始まった太古の昔から、私たちは自分の評価に対して敏感に反応するようになっている。

普段の会話の中でも、「自分の名前」が出ると思わず聞き耳を立ててしまう。誰かとの会話の中でも、自分が褒《ほ》められるとうれしいし、批判めいた言葉は聞き流すことができないのもそのためだろう。

「職場でいじめられています」という相談を受けて、その話を詳しく聞いてみると、「上司のコミュニケーション能力が低いのでは？」と思えてくるケースがままある。

だいたい、上司と部下とでは「立場」が違う。「世代」も違えば、「文化」も違う。そもそも上司たちは、「考え方」が自分と相手とで大きく異なっていることを自覚できているだろうか？　そのうえで、「考え方の違う相手」に、「自分の意思をどう伝えるか？」をきちんと考えて行動できているだろうか？

もはや、「明日までに、この仕事を片付けておけ！」と命令すれば済むような時代ではない。部下の力量や得意分野、苦手な分野をよく考えたうえで仕事を「提案」し、そのための「情報」や「マニュアル」を提示しなければ、行き違いが起きやすいのである。まさにマネジメント、やいいいりくりするのが管理職の務めではないか。

部下からすれば、「なんでうちの上司は、無茶な要求ばかりするのだろう？　自分が憎くて、こんな仕打ちをしているのだろうか？」と疑心暗鬼《ぎしんあんき》に陥りやすい。

上司としては、「このくらい言っておけば、あとは自分で調べて何とかするだろう」と思っているのかもしれないが、部下としては「きちんと教えないで、あとは丸投げか?」と不満を溜《た》めてしまうことにもなりかねない。

不満や怒りといった「感情のエネルギー」は、そのまま放置するとだんだん危険水域を超えてきて、やがては「爆発」してしまう。その結果、「部下が突然キレた!」という事態を引き起こす。部下から見れば、「何を言っても上司がわかってくれないから、こうなった」ということになる。

仕事をしやすい職場づくりのためには、まずは「コミュニケーション能力」をつけることが、上司にとっても部下にとっても、非常に重要になってきていることは間違いない。

上司の「コミュ力」をチェック

それでは、実際にあなたの上司のコミュニケーション能力について、以下、部下であるあなたの目線でチェックしてみよう。これはあくまで目安にすぎないが、もし「危険な上司」になりうる条件を備えているなら、上司への対処法についてじっくりと考えておいたほうがよいかもしれない。

□上司が何を望んでいるのか、よく理解できる。

□周りから「話のわかる上司」だと聞いている。
□困った時の相談相手として信頼できる。
□顧客との交渉事は、任せておいて安心だ。
□まともな「日本語」を話していると思う。
□こちらの話をわかってくれなくてイライラすることがある。
□クライエントとの「交渉」を任せられない時がある。
□仕事上の「行き違い」がよく起きる。
□周りの部下から、相手にされていない。
□「あの上司に話してもムダだよ」と噂《うわさ》されている。

実は、前半の五個が「コミュニケーションの取れる上司」、後半の五個が「コミュニケーション能力の低い上司」である。

あなた自身の「コミュ力」は？

それでは、あなた自身についてはどうだろう。周りの同僚や上司とのコミュニケーションはうまく取れているだろうか？

□仕事上での「共同作業」で困ることはない。
□クライエントとの交渉や、他部署との調整をよく任される。
□上司や同僚と、良好な関係を築けていると感じる。
□同僚や仕事仲間から、よく相談されるほうだ。
□ふだんの会話や、仕事の書類が問題になることはない。
□時々「言っていることがわからない」と指摘される。
□相手の言うことがよく理解できないことがある。
□何かと誤解されやすいほうだ。
□何気なく口にした言葉で、大きなトラブルを招いた。
□周りから「コミュ障?」などと言われたことがある。

これも、前半の五個にチェックが入れば、あなたのコミュニケーション能力は問題ないといえる。しかし、後半の「コミュニケーションに問題あり」にチェックが入ったら、周りとの関係をうまく作るための方法について、よく考えてみたほうがよいかもしれない。

「ネットいじめ」に対処する

この章の終わりに、インターネットにおける、いわゆる「ネットいじめ」について触れておきたい。会社における「ハラスメント」とはやや異なるが、「ネット空間」という特殊な世界における「集団いじめ」の一種だと思うからである。

ネット社会の広がりと、スマートフォン（スマホ）の急速な普及に伴って、メールやSNS（LINEやフェイスブックなどの「ソーシャル・ネットワーキング・サービス」）でのトラブルが増えている。

自分が知らない場所で、匿名《とくめい》の誰かが自分の悪口を書き込む。それに便乗する者が現れて、いつの間にか自分の「悪い噂」がネットで広まり、やがて友人からそれとなく知らされて驚き、ネットを見てそのひどさにショックを受ける……。

あるいはツイッターやフェイスブックに書いた「ひと言」が、悪意の閲覧者によって一方的に捻《ね》じ曲《ま》げて解釈され、拡散されて、ネット上で「炎上」が起きてしまう……。

ネットはある意味で「無防備に開かれた社会」であり、「匿名性」という安心感から、「うしろめたさ」の歯止めが利きづらくなっている。別の言葉でいえば、ネットとは「感情の増幅装置」なのであり、見ず知らずの人たちと共通の話題で盛り上がることもできれば、見知らぬ他人からの誹謗中傷《ひぼうちゅうしょう》があっという間に「拡大」「拡散」してしまう世界でもあるのだ。

『ネットいじめ　ウェブ社会と終わりなき「キャラ戦争」』（ＰＨＰ新書）という本の中で、著者の荻上《おぎうえ》チキは、「いじめ的な書き込み」を四つに分類している（同書一四四〜一四五ページ）。

①ガス抜き型
②陰口型
③なだれ型
④いじめ利用型

右の①から③までは、本人が気づかず、実際の生活に影響がなければ、あまり問題にならないことが多い。これまでも、陰口は裏でコソコソ言われていたのである。ただし、知り合いの人間が悪意を持って、実名入りでこちらの行動を誇張《こちょう》してネットに上げ、住所や会社名がネットに晒《さら》されてしまうような事態になれば、これは立派な「犯罪」である。毅然《きぜん》とした対処をしなければならない。

問題は④の「いじめ利用型」だろう。

いじめの一つの方法としてネットが使われることは最近よく見受けられる。一時期は「学校裏サイト」などができて、クラスメイトに対するひどい誹謗中傷が行われ、社会問題になったこともあった。二〇〇七年には、ネットを使ったいじめや恐喝で高校生が自殺しており、そのこともこうした議論のきっかけとなったのである。

このような「ネットいじめ」に対しては、

①実生活にあまり影響が出ないなら、気にせずにスルーするのも一手
②程度や規模が許容できないレベルなら、サイトの管理者や運営会社に一報して、削除などの対処をしてもらう
③実生活に大きな影響が出るなら、まずは家族や友人などと相談。そのうえで必要な場合は、警察や弁護士などに依頼して社会的な制裁措置を断固として取る

といった対応が考えられる。「一人で泣き寝入り」したり、「じっと我慢している」のはあまりよい方法ではない。むしろ、往々にして「いじめ」をエスカレートさせることにも繋がってしまう。相手の思うツボにはまってしまいかねないのだ。

私たちは今、否応なしに「ネット社会」という「場」で暮らさざるをえなくなっている。これまでになかったほど便利で快適な空間ではあるが、同時に理不尽な「感情の攻撃」に晒される可

能性の高い場でもある。そうしたことに対して、きちんと対策を立てておくべき時代になったのである。

第五章　危険な隣人〜スクールカースト編

「世代」の違いと「上下関係」

私たちが、何を正しいと信じ、何を間違っていると感じるかは、世代や年齢、立場や肩書で大きく異なる。

会社でいえば、社長と社員では仕事に対する視点がまったく違う。あるいは、同じ居住空間に住んでいても、子どもと高齢者では、ものごとの感じ方や考え方がかなり違ってくる。それは当然のことだ。

年齢や立場による感じ方の違いは、お互いの人間関係に「亀裂《きれつ》」や「摩擦《まさつ》」を生み出す。違う時代を生きてきて、違う「価値観」を空気のように吸ってきたのだから、お互いに「わかり合えない」のはやむをえない部分もあるだろう。

では、「同じ世代」の集団では、そのようなことはないのだろうか？

同じ時代、似たような社会環境で暮らしていれば、価値観や考え方も似てくるはず。しかし、それでもなお、人間関係に「力の差」が生じ、「上下の区別」が生じてくる。中学や高校の学生時代を思い出してみればよい。誰でもクラスの中に「上下関係」が生まれ、それによっていつの間にか、自分の立ち位置が決められてしまったという経験が多少なりともあるはずだ。

筆者が若い頃の経験でいえば、クラスの中には必ず何人かの「はみ出し者」がいた。「学校の規則に縛《しば》られるなんてバカらしい」「オレたちはもっと『自由』な生き方がしたいんだ」。そのように言っては学校を抜け出したり、授業をサボってどこかへ遊びに行ったりしていた。

しかし、「規則に縛られたくない」「一般社会の秩序には我慢できない」と言って抵抗していた彼らは、そのうち似た者同士が集まって新たな「グループ」を作り、その中で新たな「規則」や「秩序」を作っていた。「不良グループ」や「暴走族」と呼ばれる集団がそうだったし、もっと大きな集団の下部組織として、学校などよりずっと厳しい「掟《おきて》」や「決めごと」に従うようになる者も多かったのである。

「自由」を求めて、規則だらけの窮《きゅう》屈《くつ》な組織から出て行ったはずなのに、新たな「掟」を作ってそれに縛られることになってしまうのは、いったいどうしてなのだろうか？

「スクールカースト」って何？

同じ世代の集団で利害関係などなかったはずなのに、いつの間にか「上下関係」ができてしまい、見えない「掟」に縛られて身動きできなくなる。学校の中でのこうした関係を表す言葉として、「スクールカースト」というものがある。

「スクールカースト」って何？　と思う人もいるだろう。

「カースト制度」とは、ご存じのように、インドに古くからあったヒンドゥー教の厳しい身分制度である。異なる階層間の結婚はもちろんのこと、日ごろの付き合いさえ固く禁止されていた。「スクールカースト」の場合は、中学や高校の学生生活の中で、「そこから抜け出すことが難しいような上下関係」といったニュアンスで用いられている。この言葉は、目に見えないクラスの「序列」をうまく表す言葉として、二〇〇六年前後から次第に広まってきた。

「スクールカースト」と「いじめ」

以前からあったはずの「クラス内序列」の仕組みが、改めて「スクールカースト」として脚光《きゃっこう》を浴びるようになったのはなぜだろうか？

この言葉がメディアで取り上げられるようになったのは、「いじめ自殺」と関係があるといわれている。

子どもたちの間での「いじめ」や「いじめによる死亡」は、相変わらず後を絶たない。いじめに遭《あ》って、その苦痛で自殺という道を選ぶ子どももいる。さらに問題になってきているのは、「屋上から飛び降りろ」「冬の冷たい川に飛び込め」などといった、理不尽な要求を断れないで死に至るケースや、「みんなで蹴《け》りを入れていたら死んじゃった」などというようなケースが増えていることである。

以前、いじめは「いじめっ子」と「いじめられっ子」の間で起きていると考えられていた。つまり、「個人」と「個人」の関係だと思われていたのだ。だから、いじめっ子といじめられっ子を握手させて、「仲直り」が成立したと勘違いをする教師や親もいたのだ。

しかし、本当はそうではない。

いくつもの痛ましい事件の経験から、学校内の「グループ」の内部、あるいは外部をも含む「序列構造」がその背景にあるのではないか？　その構造を変えていかないと、いじめの問題は解決しないのではないか？　という考えが強まってきたのである。

たとえば、「上位グループ」が暇《ひま》つぶしに「下位グループ」の生徒を呼び出す。クラスの中で上位グループににらまれたら立場が悪くなるので、下位の生徒は呼び出しに応じないわけにはいかない。全員から「シカト」されるようになれば、教室内では「最下位」だ。それだけは避けたい。

上位グループの内部でも、さまざまな葛藤《かっとう》がある。「スクールカースト」の中では、ちょっとしたことで地位が低下しかねないのだ。そして、一度下位のグループに色分けされたら、上位に上がるのは大変なのである。

だからこそ、みんなが面白がるような楽しい「遊び」を提案する。下位の生徒に使い走りをさせるにしても、無理難題をふっかける。わざと遠くの店に行かせる。時間を制限する。フラフラになって帰ってくれば、足を引っ掛けて転ばせる。買ってきたものを、「これじゃない」と言ってぶちまける。それをみんなで笑いものにする。いじめられた生徒も、一緒に笑って、仲間外れにならないようにする。

この時いじめる側には、「みんなで渡れば怖くない」という心理が働いている。自分だけがひどいことをしているわけではない。みんなと同じようにしているだけだ。やられたほうだって一緒に笑っている。誰も困っていないのだから、次はもっと「面白い提案」をすればいい……。

だから、いじめられた生徒が死んでしまうと、ちょっと驚くけれども、いじめっ子たちに罪悪感は乏《とぼ》しい。

別に自分だけが悪いわけじゃない。本人だって喜んでやっていた。みんなが一緒になって楽しんでいたのに、ちょっと弱すぎるんじゃないか？　こっちばかり責められるけれど、本当は本人の責任じゃないのか？　といった心理が働くのである。

「上位」に選ばれるためのルール

では、このような「スクールカースト」の「上位」を占める生徒たちと「下位」に沈む生徒たちの違いは、どこで生じるのだろうか。

森口朗《もりぐちあきら》著『いじめの構造』（新潮新書）は、いじめの原因としてのスクールカーストに初めて言及した本として知られる。森口は同書の中で、スクールカーストで上位になる条件として、

「コミュニケーション能力」を挙げる。さらにその要因として、「自己主張力」「共感力」「同調力」の三点を挙げている。

つまり、「自己主張」をすることで「リーダーシップ」を取る。他者と相互に共感する力、「共感力」によって「人望」を得る。そうでないと、せっかくの自己主張も空回りしてしまうだろう。また、クラスの「ノリ（空気）」に同調し、場合によっては空気をつくっていく力、「同調力」は、クラスを生き抜くうえで不可欠な力だというのである（前掲書四四〜四五ページ）。

以前から、このような「クラス内の序列システム」は存在した。腕力の強い者、試験の成績のよい者が、クラスの「リーダー」と位置づけられていた時期もあった。しかし、現代の「スクールカースト」においてもっとも重要なのは、「コミュニケーション能力」である。「その場の空気を読む」「その空気に適した言動をする」「周りをその空気に巻き込む力がある」。そのような意味での「コミュニケーション能力」なのだ。

逆に、その点で劣《おと》るとされた者は、「コミュ障（コミュニケーション障害）」などとレッテルを貼られて、下位グループとして評価を下げられたり、はぐれ者として、カースト最下位に沈められたりするようなことが起きる。毎日の生活が一気に暗転するのである。上位の者からは「生きていることに意味あんの？」などと揶揄《やゆ》され、さげすまれるような存在になってしまうのだ。

スクールカーストからの逃げ道

大学生へのインタビューを通して、小学校から中学、高校生活でのスクールカーストの構造を検証しようとした本がある。鈴木《すずき》翔《しょう》著『教室内《スクール》カースト』（光文社新書）だ。同書の中で著者の鈴木氏は、次のようにアドバイスしている。

①このような苦労も「期間限定」だと考える。中学校も高校も、三年たてば卒業できる。学校から離れてしまえば、今のつらさや深刻さも薄れてゆくものだ

②学校以外の「居場所」を探す。たとえば進学塾。目的がはっきりしている場所なら、評価基準が明快で、微妙な「空気」に左右されることも少ない。塾が嫌なら、別の選択肢を探してみるのもよいだろう

③「積極的にどこにも行かない」という選択。学校か自宅か、という二つだけが人生ではない。仕事に就いてもよいし、高認（高等学校卒業程度認定試験）を取ってもよい。フリースクールでも、勉強は十分にできるはず。いろいろな可能性を家族と話し合ってみるとよい

これが、鈴木氏の提案する具体的なアドバイスである。

学校でいじめに遭って引きこもっている子どもたちの声を聞いてみると、もうそんな気力などなくて、「とてもそんなことは考えられない」と答えることが多い。それでも、しばらく経つと、だんだん元気が出てきて、どうするか悩むようになる。

また、この時期は精神的に過敏な状態でもあるので、親からのアドバイスは「ウザい」としか感じられない。そのような親からの「過干渉《かかんしょう》」に対して反抗的な態度や言葉、時には暴力で応《こた》えることがあり、親としても対応に苦しむことになる。

それでも、「家庭」という「逃げ場所」を確保できることは、本人にとってはよいことだと思う。かつてのように「何が何でも学校に行け！」と強要する親も今は少なくなった。意を決して学校に行っても、安心できる場所などないし、教師が味方になってくれない環境が続くなら、最悪の場合、追い詰められて自殺を選ばざるをえなくなる生徒も出てこないともかぎらない。

まずは「家庭」でも、「塾」でも、「フリースクール」でもよい。「安全な場所」を作って、そこで傷を癒《いや》しながら、社会に出るために必要なスキルを磨く。これは、立派な「生き残り戦略」だと思うのである。

母親の序列――ママカースト

「スクールカースト」という言葉が広まり、「カースト制度に似た『上下関係』って、そういえば身近にもあるよね？」という実感から、いくつもの造語が生まれた。「ママカースト」というキーワードも、そのようなものの一つである。

「ママカースト」は、テレビドラマや小説の題材として取り上げられたこともあって、一部でかなり話題になった。同じ学校に子どもを通わせているママたちの間に、自然発生的にできるのが「ママ友（ママ友だち）」のグループ。そのグループの中で生まれる「上下関係」が「ママカースト」である。

ママたちの「序列」を形成する要素としては、さまざまなものが挙げられる。子どもの成績、友だちの多さ、夫の収入、肩書、自身の経歴、容貌《ようぼう》、押し出しの強さ、あるいは住んでいるマンションの「階」、日当たりや部屋の数、乗っている車の種類等々……。

上層階ほどママカーストは上？

都内のタワーマンションなどでは、階が上に行くほど比例して値段も高くなる。当然、最上階が最高のお値段。海外などでは、ペントハウスはビルのオーナーが所有していることが多いと聞く。

タワーマンションの上の階に居住し、夫の社会的地位が高く、子どもたちも私立の幼稚園や学校に通っている。ママ本人も、ブランド品を身にまとい、高級車を乗り回す。バカンスはもちろん海外旅行。

父母会などでは、絶対的発言権を持ち、それを取り巻くママ友を引き連れて、常に行動する。そしてなにより、ママ友との集会では常に「華」となる存在。定期的に開くパーティーや子どもの誕生日会では、有名パティシエのケーキや有名シェフの料理。あるいはママ特製の手作り料理。そして、その場を盛り上げるように、美しくブランド品を身にまとったママとその子どもたちが笑顔で出迎える……。

こんな人物が、そうそういるだろうか？

しかし、スクールカーストに見られるように、人が集まると「序列」ができるのは、どのようなグループでもおそらく同じ。

「ママカースト」には、夫の収入や子どもの成績といった「目に見える」序列のほかに、性格や価値観、コミュニケーション能力といった「目に見えない」因子、さらには「ライバル心」や「ねたみ」といったさまざまな感情的な要素も加わって、かなり複雑な様相を呈している。

以前から、ＰＴＡや父母会といった組織を牛耳《ぎゅうじ》る大ボスや「裏のドン」のような存在が知られていたが、最近では単純な「肩書」や「押し出し」だけではダメで、「場の空気」を読み、それをうまく「支配」できるような人物が「上位カースト」を占める傾向があるという。

そのような「目に見えない空気」をうまく読み取れないと、ママカーストの中での序列が下位に沈むことになり、「ママ友の付き合いでシカトされて、夜も眠れなくなりました」「学校の父母会で、毎回嫌がらせを受け、体調をすっかり崩してしまいました」と訴える方が増えてくることになるのである。

自由からの逃走

ここまで見てきたように、「カースト」という言葉は「目に見えない力関係」を表現するのに便利なため、さまざまなバリエーションが生まれている。「スクールカースト」や「ママカースト」のほかにも、「社内カースト」あるいは「企業内カースト」「女子カースト」「恋愛カースト」「家庭内カースト」といった具合である。

しかし、このような「カースト」はなぜいつまでも根強く生き残り、私たちを苦しめ続けているのだろうか。「序列社会」を喜ぶのは、上位に留《とど》まれる少数の者だけのはず。なのに、私たちはどうしてこのような不条理なシステムをいつまでも捨てられないのだろうか。

ドイツの社会心理学者エーリッヒ・フロムは、「自由」を与えられたはずのドイツ国民が、どのようにして当時のナチズムのような「束縛《そくばく》」された状態を受け入れてしまうのかについて考え続け、『自由からの逃走』（東京創元社）という有名な本を書いた。

人間は「自由へ」の道を求めながら、「自由から」の逃走を選んでしまいがちな存在である。

多少皮肉めいたタイトルではあるが、ユダヤ人であるがゆえにナチズムに追われてアメリカに帰化せざるをえなかったフロムの強い苦悩が凝集されている本でもある。

「自由」であり続けるためには、それにともなって生じる「孤独」と「責任」の重さを受け止めるだけの「覚悟」が必要だ。しかし、当時のワイマール憲法などによって、自由を上から与えられただけの人たちは、そうした覚悟を持つことなく、自由の成果を受け身的に楽しむだけの者も多かった。ナチズムを熱狂的に歓迎したのは、主にドイツの下層中産階級であるとされているが、フロムは「自由から逃走」し、新しい指導者の権威に従属することを選ぶ人たちを「権威主義的性格」と呼んだ。

彼らのように、「権威」に弱く、外から与えられた「規則」や「掟《おきて》」に付き従うことで安心を得られるという人たちは、どの時代にも多く見られるものだ。彼らはリーダーの掲げる「正義」や「大義」の旗を、自分の「正義感」の拠《よ》りどころとする。たとえその「正義感」がゆがんだものであっても、気にすることはない。

「自由」の重みや責任を自ら引き受けるのは、たいへん骨の折れる行為だ。それよりも、上に立つ誰かが「おまえは正しい」と言ってくれれば、そのほうが楽なのである。彼らはリーダーの言う通りの行動を取るようになり、それに反対する人たちを「悪」と断定して弾圧するようになるだろう。「良心」のとがめなど一切感じることなしに……。

「囚人のジレンマ」

私たちは「自由」を強く求めながら、同時に「束縛」や「従属」を選んでしまう、矛盾に満ちた存在である。それは遺伝子レベルに組み込まれた「生き残り戦略」の一つなのだろうか？　ならば、そのシステムにどんなメリットがあるのだろうか？

ここではその仮説のひとつとして、「囚人のジレンマ」を取り上げ、このようなメカニズムが本当に「生存に有利」な戦略なのかどうかを検討してみることにする。

「囚人のジレンマ」とは、「ゲーム理論」における有名な「仮想ゲーム」の一つで、一九五〇年にカナダの数学者アルバート・タッカーが考案したとされている。

軽犯罪で勾留中の囚人二人（A、B）は、ある大事件の共犯だと疑われている。検事は彼らの自白を引き出すために、次のような司法取引を持ちかけた。

①二人とも事件について黙秘を続けたら、二人とも懲役一年
②一人が共犯を自白したら、彼は釈放される。自白しないほうは懲役十年
③二人とも自白すれば、二人とも懲役五年

この条件の下で、二人の囚人は黙秘を通すべきか、それとも相手を裏切って自白すべきだろうか？　ただし、彼らは別室に隔離《かくり》されていて、お互いに相談し合うことはできないものとする。

この場合、囚人Aは次のように考える。

①Bが「黙秘」を通す場合。自分も「黙秘」すれば懲役一年。裏切って「自白」すれば無罪。ならば裏切るほうが得

②Bが「自白」した場合。自分が「黙秘」すれば懲役十年。裏切って「自白」すれば懲役五年。この場合も、裏切るほうが得である

だから結局、どちらにしてもAは裏切って「自白」することを選ぶ。Bが同様の思考をすることができれば、同じく「自白」して、両者とも懲役五年という結果になるだろう。

これは、このゲームを一回しか行わない場合の結論である。

では、このゲームが何度も繰り返される場合はどうだろう。何度繰り返されるのかわからない場合は、「裏切り」だけでなく、「協調」する可能性が生まれてくる。

囚人のジレンマ

囚人A ＼ 囚人B	黙秘	自白
黙秘	A：懲役1年 B：懲役1年	A：懲役10年 B：釈放
自白	A：釈放 B：懲役10年	A：懲役5年 B：懲役5年

アクセルロッドの「実験」

アメリカの政治学者、ロバート・アクセルロッドは、一九八〇年、「囚人のジレンマ」に有利な戦略を検討する目的で、「コンピュータ・プログラム」を各地の研究者から募集した。一九八四年に集まったプログラムを何度も闘わせた結果、優勝したのは「しっぺ返し（tit for tat）」と呼ばれるプログラムだった。

このプログラムは、ごく単純な原理から成り立っている。まず最初は、相手を「信頼」することでスタート。それに対して相手が「信頼」で応えれば、そのまま「信頼」し続ける。相手が「裏切り」で応えれば、自分も次は相手を「裏切る」というものだった。

こうしたコンテストは、その後も何回も行われたが、やはり「しっぺ返し」戦略が優勝することが続いた。進化生物学などの分野における「遺伝子の生き残り戦略」の研究においても、こうしたシミュレーションが有効ではないかという議論が行われ、「しっぺ返し」は生物が生き残るための有効な戦略の一つではないかと考えられた。

つまり、ずっと「協力し続ける」だけでも、ずっと「裏切り続ける」だけでも、生物は生き残りに失敗する。「しっぺ返し」のように、まずは「協力」し、あとは相手の出方によって「協力」したり「敵対」したりすることで、その集団の数を増やしていくことができるという考えである。この戦略には、いくつものバリエーションがあるが、「まずは協力」という方針こそが、遺伝子の戦略上重要なのではないかと考えられた。

「しっぺ返し」戦略の敗北

アクセルロッドは、このようなコンピュータ・プログラムによるシミュレーションを何年も繰り返した。そしてある年、ついに「しっぺ返し」戦略が敗れる日が訪れた。

ある大学から送り込まれた六十個のプログラムは、「しっぺ返し」に似た構造を持っていたが、ある一点で異なる動きをするように作られていた。

プログラム同士の「闘い」が繰り返されるうち、次第にこのプログラム群が、「しっぺ返し」を圧倒し、やがてその多くが全集団の最上位を占めるようになったのである。このプログラムに組み込まれていた「約束」、それは「同じグループのプログラムに出会ったら、お互いの序列を確認し、強い序列の者に勝ちを譲れ」というものだった。

つまり、同じ「グループ」の中では厳格な「序列」が決まっていて、それに従うことで、効率的に「序列が上」のプログラムをより有利な状況に押し上げる仕組みになっていたのだ。ゲームが繰り返されるうちにその「有利さ」が蓄積され、序列が上のプログラムは、ゲーム内の仮想社会で「最上層」を占めるようになったのである。

その目的のためには一定の数が「徒党」を組んで、全集団に立ち向かう必要がある。だから、それぞれの研究者が一つか二つのプログラムを参加させていたのに対して、この大学は多数のプログラム「集団」を送り込んできたのだ。

今では、このようなゲームの結果が、そのまま「遺伝子の生き残り戦略」に適用されると考えることはできない。それでも、このような仮想実験を見ると、激しい生存競争を勝ち抜くには「序列化された集団」が有利な条件を備えているということがわかる。

人類の歴史を振り返ってみても、軍隊などの「高度に組織化され、序列化された集団」が、闘いの場面で強い力を発揮《はっき》して政権を奪い取る例は枚挙《まいきょ》にいとまがない。経済の世界でも、トップダウンで指示が一斉に実施される「独裁的」な企業のほうが、厳しい競争を勝ち残ることができたという実例は数多いだろう。

自分の所属する集団が進化ゲームを勝ち抜くことは、「遺伝子の生き残り戦略」としてはきわめて妥当《だとう》なものだということができる。しかし、このような「独裁社会」の一員として過ごす一生を、私たちは望んでいるのだろうか？

「独裁国家」や「独裁企業」が往々にして「ブラック」などという言葉で呼ばれ、映画やドラマで「打ち倒すべき対象」になっているのはどうしてなのか？

実は、トーナメントを勝ち抜いた「序列化プログラム」で「序列が下」のプログラムは、ゲームが続くたびにどんどん負けが込んできて、「最下層」へと沈んでしまう。しかも、厳しい序列という「身分制度」に縛られているため、上の階層へ「浮上」することはまず不可能である。

このような「下層階級」の犠牲《ぎせい》によって成り立っているのが「勝利した集団」であるとすれば、その「優位性」は果たしていつまで続くのだろうか？　集団の内部で最下層の者たちの不満が高まり、やがてその序列を覆《くつがえ》すための「内部組織」が発生する。新旧の組織の間で熾烈《しれつ》な争いが行われ、やがて新たな「序列化社会」が作られていく。人間の歴史も、実はそのようなことの連続なのかもしれない。

カーストに囚われすぎるな！

これまで述べてきたように、遺伝子の「生き残り戦略」の一環として、「序列化社会」を作ることが、私たちの行動規範に組み込まれている可能性がある。だから一定の人数が集まれば、自然に「序列」が出来上がってしまうことになる。

同時に、私たちは集団の「束縛」から「自由」になりたいという、強い欲求を持っている。それは「多様性」を確保することによって、遺伝子が生き残る条件をさらに広げるためだともいわれている。序列化という「束縛」、そこからの「自由」。私たちはその狭間《はざま》で揺《ゆ》れ動きながら生きている。

歴史をふり返ってみれば、ヒンドゥー教における「カースト制度」をはじめ、どのような社会にも厳しい「身分制度」が長い間、維持されてきた。フランス革命をはじめとする近代社会への変革は、私たちに身分制度からの「自由」という豊かな果実をもたらしたが、それはおびただしい数の犠牲者の苦しい闘いの果てに、ようやく得られたものである。

現代の日本における「スクールカースト」などは、当然のことながら本来の「カースト制度」とはまったく異なるものだ。私たちは、どのような集団に属していようと、その気になれば「退職」「退学」「引っ越し」などさまざまな方法で、その集団を離れることができる。

だから、「空気の読み合い」が苦しくてたまらないのなら、まずそこから離れる手段がないかどうか、本気で考えてみればよい。

もちろん、親の立場にある人は「子どもを人質に取られている」状態では身動きが取れないかもしれない。それでもなお、考えてみてほしい。「親が自分らしい人生を送っているという自信」こそが、子どものために本当に大切なことではないのだろうか？　自分の人生を選び取った親に育てられたという「自尊心」こそが、子どもの人生を深いところで支えてくれるものではないのだろうか？

だから、「『カースト』に囚われすぎるな！」というのが、この章の結論である。意識すればするほど、自分を縛りつけてくる「目に見えない鎖」。「カースト」といってしまえば、本当にそれが存在して、自分をがんじがらめにしているような気になる。そこから逃れることは難しいのではないか？　そんな気持ちにもなってくる。

しかし、それは一種の「言葉の魔術」なのだ。あなたの周りには、そのような「魔力」を使って、あなたを自分の思い通りにしようとする人たちが必ずいる。そのような「悪意」に決して惑《まど》わされてはいけない。それは、あなただけの問題ではない。あなたに繋《つな》がる家族や友人たちのためでもあるのだ。

まずは、そうした「言葉」から自分を自由にしていくこと。自分の感性を信じて、他人の「甘言」に乗せられないこと。自分の人生を、真に自分のものにしていくこと。それがとても大切なことなのである。

第六章　「ゆがんだ正義感」が悪意を生む

人はなぜ「悪意」を持つか？

「危険な隣人」はなぜ、私たちに「悪意」をもって接してくるのだろう？

こちらに非があるのなら、話はわかる。自分が迷惑をかけたと思えば、素直に謝れば済むことだ。しかし、この本で扱っているのは、そういう人たちのことではない。こちらの行動に問題があるわけでもないのに、なぜか理不尽な攻撃を仕掛けてくるような人たちのことなのである。

そのような例として、子どもの「いじめ」について考えてみよう。

いじめられっ子から見れば、「いじめられる理由」がわからない。理由がわからないから、どう対処してよいかわからない。なぜ一方的にいじめられるのかわからないままに、「ごめんなさい」と謝り続けることになる。

いや、いじめっ子にも「いじめる理由」はある。ただそれは多くの場合、「キモいから」「ウザいから」「汚いから」といったふうに、自分の「感覚」でしかない。本当の理由は、いじめる本人にもわかっていないことがほとんどである。

いじめの研究者として知られる内藤朝雄《ないとうあさお》氏は、著書『いじめの社会理論――その生態学的秩序の生成と解体』（柏書房）の中で、少年たちの「仲間の集団」の中では「集団的全能感」が高まるが、それを邪魔される（いじめ対象の子が言うことを聞かない）と、「むかつく」などの「不《ふ》全感《ぜんかん》」が引き起こされ、暴力行為などの悪循環が引き起こされるというモデルを提唱している。

つまり「いじめ」が発生するメカニズムとして、

①「全能感」に満たされている状態
②それが邪魔されて「不全感」が生じる
③「いじめ」という行為を通して「全能感」が回復される

という、悪循環のサイクルが生じていると考えられるのだ。実際に多くの暴力行為には、だいたいこのような「サイクル」が認められる。

「せっかく楽しくやっているのに、なぜそれをぶち壊そうとするんだ？」という強い「怒り」がその根底にあり、相手が理由もなしに、自分にとって「心地よい状態」を壊そうとするのは「不当」だと思っている。

しかし相手側にしてみれば、そのような怒りこそ「不当」なものである。自分は「奴隷《どれい》」ではない。それなりのメリットがあるから相手に合わせているだけなのに、勝手な都合で突然「怒りの矛先《ほこさき》」を自分に向けられてもどうしようもないと受け止める。自分に対する何らかの「悪意」があって、そのような行動を取っているようにしか感じられないのである。

「いじめ」は「快感」？

では、実際に「いじめっ子」の脳の内部では、どのようなことが起きているのだろうか？
二〇〇八年に、アメリカの心理学者ベンジャミン・レイヒーは、いじめや窃盗《せっとう》歴のある少年たちの脳画像を、fMRIを用いて調べた。他人が苦痛を感じている映像を見た時、彼らの脳では、扁桃体《へんとうたい》や腹側線条体《ふくそくせんじょうたい》など、快感や喜びに関係する領域が活性化することが確認された。

この領域は、放射線医学総合研究所が行った実験で明らかになった、「ねたみ」によって活性化する領域。すなわち「他人の不幸は蜜《みつ》の味」という領域と関連する部分である。

つまり、いじめの常習者では、「他人が苦しんでいるのを見ると『快感』が生じる」というメカニズムが脳内で働き、それがドパミンなどの物質への「嗜癖《しへき》＝依存症」というサイクルを通して、さらに強い「いじめ」を求める行動を引き起こしている可能性が高いというのだ。

依存症についていえば、酒やドラッグを摂取すると、気分が高揚して幸せな気持ちになる。ドパミンをはじめとする脳内の「快感物質」が増加するからである。

しかし、毎日のように酒を飲み続けると、やがてドパミンの受容体が減少してきて、「同じ快感を得るために、酒の量を増やさなければならない」状態となる。そして酒をやめようとすると、イライラして落ち着かない気分になり、ひどくなると手の震《ふる》えや幻覚などの「禁断症状」が出るようになる。こうした「サイクル」が形成されることで、酒やクスリの量が増え続け、本人は摂取をやめることができなくなる。

「暴力」に関しても、これと同じようなことがいえるだろう。家庭内や恋人同士の間で起きる暴力行為「ドメスティック・バイオレンス（DV）」が止まらなくなるのも、このような「報酬系」による「サイクル」が止まらなくなることが原因だと考えられている。

「暴力は『依存症』である」ということは、一般にはよく知られていないかもしれない。

嗜癖行動には、アルコールや薬物などへの「物質嗜癖」、ギャンブル依存や買い物依存などの「行為嗜癖」、共依存や恋愛依存などの「人間関係嗜癖」があるとされている。「暴力への依存」は「行為嗜癖」に分類されることが多いのである。

ここで注意しておきたいのは、親が依存症だと、子どもも同じような依存症になる可能性が高いということである。嗜癖行動の「世代連鎖」と呼ばれるものだ。

親がアルコールやギャンブル依存で家族に暴力を振るい、その被害を受けた子どもたちが不安定な人間関係しか築けないために、同じようなアルコール依存、あるいは「暴力」嗜癖の相手と結婚し、また同じような「暴力が支配する家庭」が再生産される。暴力に対して「うしろめたさ」を感じられない人たちには、このような家族背景を持つ者がいるのだ。

だから、こうなってしまう原因として、「家庭」という環境要因と「依存症を引き起こしやすい」という遺伝的要因の両方があることを忘れてはならない。「遺伝は変えられない」として、「遺伝のせいにしてしまうのは、解決への努力を放棄するものだ」とする論者もいるが、実際には、「遺伝的要因」が発現するかどうかは「環境要因」によっても大きく異なる。暴力などに依存しやすい遺伝子を持っていたとしても、家庭環境に助けられて安定した人生を送るという人も多いのだ。

環境によって、さまざまな遺伝子の発現が抑えられるという現象は、「エピジェネティクス（後成遺伝学）」という学問領域で研究が進んでいる。そうした視点からも、暴力やいじめの嗜癖を断ち切るための努力は、きわめて有用なものだと考えることができる。

「悪意」の誕生

ここで、たいへん興味深い実験を紹介しよう。どのような人間でも、与えられた「役割」や「状況」によって、善人にも悪人にもなりうるという有名な実験である。一九七一年にアメリカのスタンフォード大学で行われたことから、「スタンフォード監獄実験」という名で知られている。

この実験では、一般募集で集められた大学生などから、十一人を看守、十人を囚人の「役」に割り振った。役割をリアルに感じてもらうために、囚人役は逮捕されてパトカーで移送され、看守役の前で着替えさせられ、足には南京錠《ナンキンじょう》のついた鎖《くさり》が巻かれた。ここまでは、主催者側の用意した「マニュアル」にしたがって厳格に行われた。

実験用に作られた監獄での暮らしが始まったあと、何が起きただろうか？

まず、看守役のグループは、囚人役の人たちに、次々と罰を与えるようになった。反抗する者は独房に監禁され、反抗的なグループはバケツに排便するよう強制された。囚人役への虐待は次第にエスカレートし、暴力が振るわれるようになった。一人が精神錯乱《さくらん》を来《きた》して脱落。別の囚人役の一人は独房に移されたが、看守役たちは他の囚人役に、その人物に対する非難を強制するようになった。

あまりに事態が悪化して囚人役たちが次々と精神に異常を来したため、教誨師《きょうかいし》役の牧師がそれを見かねて家族に通報。家族が実験を非難し、弁護士が介入したことで、二週間の予定だった実験は六日間で中止となった。実験を実施したアメリカの心理学者、フィリップ・ジンバルドーは、脱落した囚人役が自分たちを襲撃してくるのではないかとパニックに陥《おちい》っていた。彼はその時のことを振り返って、実験者である自分たちもまた、その状況に飲み込まれてしまっていた、と記したのである（フィリップ・ジンバルドー著『ルシファー・エフェクト　ふつうの人が悪魔に変わるとき』海と月社）。

この実験結果からわかることは、人間はある「役割」を与えられただけで、簡単に「凶暴化」する存在だということである。クラスのいじめっ子、警察官、会社の上司……。他人を自由に操《あやつ》ることのできる権力を手にしたとたんに、誰もが「暴君」として横暴《おうぼう》な振る舞いをし始める可能性がある。

もちろん、誰もがみな同じ行動をするわけではない。弱い立場の者への共感を示す人もいる。しかしスタンフォードの実験に見られる通り、「役割」が「ものの見方、行動の仕方」に与える影響はあまりにも強い。ほとんどの人たちは、多数派に逆らえないままに「危険な人たち」の暴走に加担してしまうのである。

逆に考えると、きわめて凶暴に見える人物も、もともとの性格や育ちだけに原因があるわけではなく、実は「状況」や「役割分担」に大きく影響されているのかもしれない。

大量虐殺の主役は小心者の役人？

たとえば、ナチス支配下のドイツで、ユダヤ人大量虐殺《ぎゃくさつ》を指導したアドルフ・アイヒマンという人物がいる。数百万人のホロコーストを指揮した人物として、逃亡中の一九六〇年に逮捕され、裁判にかけられて絞首刑《こうしゅ》となった。

彼は公判の中で、自分はただ上からの命令に、従順に従っただけであると主張し続けた。

ユダヤ人の政治哲学者ハンナ・アーレントは、この問題を扱った著作『イェルサレムのアイヒマン――悪の陳腐《ちんぷ》さについての報告』（みすず書房）の中で、極悪人として世間から弾劾されているアイヒマンは、実は「ごく普通の小心者」であり、「取るに足らない役人」に過ぎなかったと書いたため、ホロコーストの犠牲者の家族や愛国主義者たちから激しく非難された。

しかし、彼女の指摘は「悪」の誕生と巨大化に関して、とても重要な意味を持っている。「巨悪」という表現があるが、誰かが悪意にかられて相手を攻撃しただけでは、その規模は広がらない。「言われた通り実行しただけ」という、無責任な「役人根性」がそのような「悪意」をエスカレートさせ、多くの人たちを苦しめることになるのである。

私たちは、自分の仕事や行動について、その意味を改めてよく考えたほうがよい。「言われた通りやっただけ」というのは、責任逃れには便利な言い方だろう。けれどもその結果、誰かを傷つけることになっていないかを考えてみる必要はある。

アーレントのこうした指摘は、「善と悪」について考えるうえで、きわめて示唆に富むものとして取り上げられることが多い。

彼女の本に触発されて、人間が「役割」によって「悪人」になるのかどうか、という実験を考えた人物がいた。それが前述の心理学者ジンバルドーである。「スタンフォード監獄実験」は、ハンナ・アーレントの指摘を証明するために企画された実験だったのだ。

「アイヒマン実験」とは?

アイヒマンの問題に触発された心理実験として、もう一つ有名なものに、「ミルグラム実験」あるいは「アイヒマン実験」と呼ばれるものがある。実験を行った、スタンレー・ミルグラムによる著書『服従の心理』(河出書房新社)にその詳細が書かれている。

この実験では、まず被験者に「教師」の役を割り振る。彼らは、サクラが演じる「生徒」が電気椅子に縛《しば》られて単語のテストを受ける様子を見せられる。彼らは別の部屋に案内され、インターホン越しに生徒の様子をモニターしながら、生徒のおかす「失敗」に対して「電気ショック」のボタンを押すように指示される。

生徒が一問間違うたびに、電気ショックの電圧は上げられていく。生徒は電圧に応じて大声を発し、「先生、ここから出して!」「痛くてたまらない!」と叫ぶ。それがインターホン越しに、先生役の被験者の耳に入るのである。

生徒の苦痛の声に耐えかねて、被験者が「もうこれ以上はできない」と言うと、研究室のスタッフが淡々とした口調で、「あなたが続けることが絶対に不可欠です」「迷うことはありません。続けるべきです」と言う。

結局、被験者全員が、「激しいショック」レベルの三百ボルトまで電圧を上げた。最大の四百五十ボルトまで上げたのは六二・五パーセントだった。何人かは実験の中止を申し入れたが、スタッフの説得に屈して、誰も実験を中止することはなかったのである。

この実験から、私たちがいかに簡単に、社会のルールや権威に屈してしまうかがよくわかる。

さらに、この実験の前に行われた予備実験では、次のようなことがわかった。

①生徒が何も文句を言わなければ、被験者全員が最大出力まで電圧を上げた

②生徒が「抗議」の声を上げ、実験を中止するよう申し入れても、多くの者がやはり最大出力まで電圧を上げた

この結果は、実験のスタッフたちを大いに驚かせた。人は思ったより簡単に「権威」に服従してしまう。理性の声も届きにくい。結局、本番の実験では、「大声で叫ぶ」「壁をドンドン叩《たた》く」という「感情に訴える手段」を導入することになったのである。

また、別の予備実験には、生徒の苦痛を「声」だけでなく、「ガラス越しに見る」状態で知らせる、あるいは「生徒の手を取って電撃プレートに乗せる」という「接触」を加えた条件下で実験が行われた。このように、「目で見て、手で触れて」生徒の苦痛を感じる条件では、さすがに

「とても実験を続けられない!」と、実験の続行を拒否する人が続出した。
これらの実験結果から、次のようなことがわかる。

①私たちは自分が思うよりずっと「権威」に弱く、「状況」に左右される存在である
②「理性」の声は「感情」の動きに勝てない。強く感情を揺さぶられる状態になって初めて、私たちは強い「束縛」から逃れ、「行動」に移ることができる
③距離が遠く、声だけが聞こえる状態では、私たちの心は動きにくい。目の前でその人の苦痛を感じ、手で触ってようやく、「強制」に抵抗することができる

私たちが「自分の考え」だと思っていることも、実は「他人の判断」や「世間の評価」に強く影響されている。権威や肩書のある人物、有名人、金持ちなど、さまざまな要素で、私たちは物事の「正しさ」を推《お》し量《はか》り、いつの間にかその判断に従って毎日の生活を送っているのだ。

しかも、「ネット社会」は、「目の前で見て、手を触れてみる」という「リアル」な実感が大きく欠如した世界である。だから、ニュースで見た、あるいはネットで知り合った他人に対して、あからさまな敵意をあらわにしたり、聞くに堪《た》えないような悪口を書き込んだりすることが平気でできてしまうのだ。「アイヒマン実験」の提起した問題意識は、現代になってますます重要な

意味を持ってきているように見える。

したがって、自分もまた他人の「悪意」の片棒《かたぼう》を担《かつ》いでいないか、よく考えてみなければならない。「自分には責任がない」「周りの言葉に従っただけだ」という態度では、アイヒマンと同じ道をたどる危険性があるのだ。

「認知」はゆがむ

自分を守るシステムが強力に働いている状態では、私たちの「認知」、つまり「世界の見え方」にも偏《かたよ》りができてくる。

精神科や心療内科の世界でよく用いられる治療法に、「認知行動療法」というものがある。「世の中で自分だけが悪い人間なんです」「一番が取れないならビリも同じ」といった、極端な「認知のゆがみ」を正せば、考え方や行動に変化が起きて、うつ病や不安症など、メンタル不調もよくなるというものである。この治療法の効果はさまざまな研究で実証されており、臨床の場でもよく使われる手法である。

しかし、私たちの「認知」は、実は最初から「ゆがみ」を持っている。

小さい頃は「お母さんが世界一きれい」とか、「うちのお父さんはとても偉い」などと思うし、成長すればば快感物質であるドパミンの影響で「オレの彼女はすごい美人だ」と感じる。赤ちゃんが生まれればオキシトシンというホルモンが分泌されて、「世界中であなたがいちばんかわいいわ！」と母親が思うようになる。

これはある意味、遺伝子の生き残り戦略の結果であり、「自分と自分の遺伝子の複製（子ども）がいちばん大切なものだ」と感じるように、私たちの感覚や感情が形作られているためである。「認知のゆがみ」はそのようにして、私たちに「都合の良い映像」を見せてくれるが、自分でそのゆがみを正しく評価するのはとても難しい。

「うしろめたさ」の喪失

自分を守るための「認知のゆがみ」を補正するために、私たちの脳には「共感」というシステムが組み込まれている。

私たちは、目の前で人が苦しんでいるのを見ると、自分も心が苦しくなり、ある種の「痛み」を感じることがある。このような「共感」のメカニズムについては、下前頭回《かぜんとうかい》のミラーニューロン、扁桃体《へんとうたい》などの情動関連領域、さらには内側前頭前野《ないそくぜんとうぜんや》が関与しているといわれる。

私たちは、ついカッとなって相手を苦しめるような言葉を投げかけたり、相手を傷つけるような行為をしたあと、「あんなこと言うんじゃなかった」「ずいぶんひどいことをしちゃったなあ」と反省し、心苦しく思ったりすることがある。

行き過ぎた暴言や暴力に対する「うしろめたさ」の感覚が、人間関係を壊さないようにしているのだ。

このような「共感」というシステムは、私たちが社会生活を送っていくうえで、とても大切なものである。

アメリカの心理学者カール・ロジャーズは、この「共感」の持つ力を活用する形で、「クライエント中心療法」という心理療法を生み出した。

さまざまなトラブルを抱えて悩んでいる人に対して、ただひたすらその話に耳を傾け、よけいなアドバイスを一切しないという「非指示カウンセリング（共感的傾聴）」の技法は、多くの賛同者を生み出し、現在のカウンセリング技術の基本的な考え方となっている。

私たちは、強い不安感や孤独感を感じた時、味方になってくれる人がいれば、心から「救われた！」という思いを強くする。見当違いの批判やおせっかいなどせずに、じっと自分の話を傾聴してくれる人がいれば、それだけでずいぶん気持ちが楽になる。「共感」というシステムは、私たちの心を「癒《いや》す力」を持っているのだ。

だから、心が弱っていると感じる時、私たちは誰かの「承認」を求めて、集団に頼ってしまうことがよくある。家族や友人、趣味の仲間からちょっと怪《あや》しげな集団まで、「共感」を求めて、私たちはさまざまなグループにすがってしまうことが多い。

こうした「共感の連鎖」は、私たちの心を安定させる力を持っている。「信頼の絆《きずな》」の力で、不安な心が癒されることも多いだろう。しかし同時に、「この人たちの言うことなら何でも信用できる」といった「無批判の賛同」へと気持ちが引っ張られてしまうこともしばしばである。

「群衆心理」の恐ろしさ

こうした「共感の連鎖」は、さらに「群衆心理」あるいは「集団心理」というものと大きく関係している。

十九世紀に活躍したフランスの社会心理学者ギュスターヴ・ル・ボンは、主著の『群衆心理』(講談社学術文庫)の中で、群衆の心理を次のようにまとめている。

人間が集まって群衆になると、一人ひとりの時とはまったく異なった性質を帯《お》びるようになる。つまり、衝動的で、動揺しやすく、興奮しやすくなる。暗示を受けやすく、感情が誇張《こちょう》的で単純になる。偏狭《へんきょう》で横暴になりやすい。

指導する立場の者たちは、群衆を服従させるために「断言」「反復」「感染」の三つの手段を有効に活用することで、群衆を意のままに操り、それに成功した者は「英雄」として登場してくるとル・ボンは指摘する。

この本が書かれたのは十九世紀末のことだが、その後もこうした手段を活用して、国民レベルで大衆を扇動《せんどう》し、戦争や大量虐殺を引き起こしてきたカリスマ的な独裁者や政治家たちの名前を、私たちは何人も挙げることができる。

職場のような比較的小さな集団の内部でも、このような群衆心理はよく見受けられる。誰かが不用意に発した言葉、「○○さんって、今度の仕事うまくいかなかったらしいよ」が、「○○さんって仕事できないよね」になり、「○○さんは、仕事できない」と「断言」されるようになる。あちこちで同じ噂《うわさ》が「反復」され、周囲の人たちに「感染」が広がっていく。

最初に言い出した誰かは、自分のやっていることを自覚していないこともある。けれども、あちこちで同じことを言いふらすのであれば、集団に対する一種の「心理操作」をしていることになる。一方で、自分もまた「操作」されてしまっており、それが悪いことだという自覚はまったくない。むしろ、「職場のために正しいことをやっている」と信じて行動しているのであろう。

こうした現象は、現代の「情報化社会」の中で、さらに加速しているように見える。ネット上での誰かの発言、「ゆがんだ正義感」による一見もっともそうな主張、あるいは「悪意」によってばらまかれる意図的な「デマ」にいたるまで、あらゆる「情報」がネットを通して一瞬で世界中に拡散する。

「感情」を刺激された人たちは、さらに感情的な言葉を添《そ》えてそれを広げていき、いつの間にか企業や政府を突き動かすような大きなうねりに発展する。一人や二人が、理性的な判断から「忠告」しても、集団の怒りを買い、押しつぶされてしまうだけだ。

最近のメディアなどにおける一方的な「バッシング」には、このような「群衆心理」が深く影響を与えている。集団的に感情が高ぶって、一種の「祭り」状態になっている時こそ、その裏に誰かの意図が隠されていないか、冷静によく考えてみなければならない。

「空気」による「支配」

前章の「スクールカースト」でも取り上げたように、日本の社会では、「KY＝空気が読めない」ことが大いに問題となることがある。しかし、この場合の「空気」とはいったい何なのか？どのようにして生まれ、どのようにして私たちを支配しているのだろうか？

評論家、山本七平《やまもとしちへい》氏の著名な著作『「空気」の研究』（文春文庫）では、「対象の臨在感的把握」という言葉で、その「空気」の意味を表現している。

つまり、私たちが見ることのできる物質の背後に、見えない「何か」が存在しているというう「感じ」であり、私たちは知らず知らずのうちにその影響を受けている。そのためには、「感情移入を絶対化して、それを感情移入だと考えない状態にならねばならない」（同書三八ページ）というのである。

私たちはみな、「共感」のシステムで繋《つな》がっている。それは、日本の歴史と文化の中で高度に磨き上げられ、「おもてなし」の精神として洗練されたり、大災害の時にも列を作って水や食料の配給を待つ姿勢となったりして、世界的にも大きく賞賛されることが多くなった。しかし同時に、そのシステムは昔の「村八分《むらはちぶ》」や「隣組《となりぐみ》」の制度のように、いつの間にか私たちを縛り上げ、監視し合うように仕向け、自由な生き方を妨《さまた》げる「空気」となって、私たちを苦しめているようにも見える。

山本七平氏の指摘は、そうした意味からもとても鋭《するど》いものであったが、やや哲学的で理解が難しいという指摘もある。またその後、この「テーマ」がきちんと研究されてきたとは言い難い。脳の画像診断などが発達した現在だからこそ、「空気」に対するさまざまな分野からの研究が、新たに行われてもよい時代になっているのではないだろうか？

ゆがんだ正義感を生み出す条件

他人に対する強い「敵意」や「悪意」を抱く人は、自分の中にもともと強い劣等感や不安感を持っていることが多い。幼い頃から「自己肯定感」や「自尊心」が十分に育たなかった場合、自分の「なわばり」や「利益」を守ることにひどく過敏になっている場合がよくある。自分の人生が危険に晒《さら》されていると感じてしまい、普通の人が予想する以上に、「自分の領域を守らないと大変なことになる！」との強い「不安」や「強迫観念」に囚われたりするものだ。

恨《うら》まれる相手からすれば大いなる「カン違い」でしかないが、本人にとっては重大な「権利の侵害」だと感じられるのである。それが「不当な悪意」ではないということを証明するために持ち出されるのが、「自分は正しい立場からものを言っている」という「正義感」である。

自分の望んだポジションを得られなければ、「こんな間違った人事がまかり通っていいわけがない！」と怒りを感じる。顧客へのプレゼンテーションでライバルに先を越されれば、「あんなプランを採用するなんて、ろくな会社じゃない」と思わずけなしてしまう。

自分の思い通りにならないことが起きると、他人を否定して「悪」だと見なし、攻撃の対象にしてしまう。「自分の人生が危機に晒されている」という不安感が人一倍強い人たちは、何が正しいかという判断についても、自分の都合のよい方向へと物事をゆがめて考えてしまう。このようにして「認知のゆがみ」、あるいは「ゆがんだ正義感」が生じてくるのである。

遺伝子が生き残るためには、「自分を守ること」「自分の複製（子ども）を作ること」「子どもたちを守り育てること」の三つの条件が、圧倒的に重要な役割を占めるといわれている。

「自分自身がかわいい」「自分の家族や親族、自分の味方をしてくれる者こそ大切だ」という感情は、きわめて強い影響力で私たちの行動を支配している。それは、人生の厳しい局面を乗り越えるためにはとても大切なものだが、「ゆがんだ正義感」の隠《かく》れ蓑《みの》の下で、周りの人たちを苦しめる原因にもなってしまう。

こうした感情が「暴走」しないようにするには、どうすればよいのだろう？

まずは、自分の中に生じてくるさまざまな「感情」を受け入れること。「怒り」や「不安」「恐怖」などの感情は、私たちの判断を大きくゆがめる可能性がある。それを正当化しようとして、「ゆがんだ正義感」を持ち出すことになりかねない。一刻も早くそこから逃れたいという「焦《あせ》り」は、私たちの判断をさらに自分中心のものにゆがめてしまうかもしれない。

だから、「自分が正しい！」と強く思った時は、「本当にそうだろうか？」と立ち止まってよく考えてみることだ。周りに相談しようにも、親しい家族や友人では的確な判断ができないこともある。自分と似た考えを持っている人が多いし、自分に対する遠慮もあるだろう。だから、利害関係のまったくない他人や、その道のプロにアドバイスしてもらうとよい。

人の意見に耳を傾けること。自分と違う考え方も素直な心で受け容れること。さまざまな試行《しこう》錯誤《さくご》を繰り返すこと。こうした経験を通して、私たちは「ゆがんだ正義感」のワナから逃れることができるようになるのではなかろうか。

第七章　「危険な隣人」にどう立ち向かうか

「危険な隣人」のタイプ別対処法

これまで見てきたようなさまざまな「危険な隣人」にどう対応すべきか？　まずは職場を例に、タイプ別の対処法を考えてみたい。

こうした分類に必ずしも医学的な根拠があるわけではないが、いくつかの「タイプ」に大きく分類したほうが、具体的な対応を考えやすくなるはずだ。

①「ボス猿」タイプ

いつでも「てっぺんに立っていたいタイプ」。命令したり、威張《いば》ってみたりするのが好き。「君ねえ」とか「こうしたほうがいいよ」とか、上から目線で人にものを教えるのも好きである。「上にはへつらい、下には威張り」が基本的な処世術。自分のなわばりを荒らされることを嫌い、「そういうヤツにはガツンと一発教えてやらなくちゃ」と思っている。

対処法としては、「相手の価値観に合わせてあげること」が基本。頭を下げて、指示に従っていれば機嫌がよい。ただし、面倒な仕事は「丸投げ」してくることも多く、一言でも逆らうとカミナリが落ちる。

知らずになわばりを侵《おか》すと、関係する人々を巻き込んで「〇〇一家」総出で攻撃してくることがある。その場合は、「平身低頭」「ひたすら恭順」が安全だろう。「冗談じゃないよ！」と思っても、早まってはいけない。相手は「義理と人情、時にはワイロ」で繋《つな》がっていることも多く、数ではおそらく勝負にならない。「仲介」を頼むなら、相手より「肩書が上」で、しかも「男性」が基本。こういうタイプは「力の均衡《きんこう》」には敏感なので、「格上の相手」には無理なケンカは売らない。

このタイプの「ワンマン社長」がいる会社だと、社内全体が同じような空気で支配されていることが多いので、タイプがまったく合わなければ転職を考えたほうがよいかもしれない。

②「サイコパス」タイプ

頭が切れて仕事ができる。弁舌は巧《たく》みで異性にモテる。「デキるビジネスマン」の典型のようなタイプ。ただし、「共感性」はゼロ。仕事のできない人が大嫌い。

仕事上の付き合いだけなら、信頼できるパートナー。身近にいると結構面倒である。理屈に合わないことは嫌い。レベルの低い質問などすれば、「こいつバカ？」という「上から目線」が痛い！「ボケ」「カス！」くらいの悪口雑言《あっこうぞうごん》には耐える必要がある。

敵に回すとかなり厄介《やっかい》なタイプでもある。こちらがいちばんダメージを受けそうな攻撃を、冷静に考え抜いたうえで巧妙に仕掛けてくる。事前にそれを察知して防ぐことはかなり難しい。こちらが「玉砕《ぎょくさい》」してしまえば、スッキリしてあとを引くことはあまりない。

対応としては、「つかず離れず」の距離感を保つこと。ビジネス・パートナーとして割り切った付き合いに徹すること。「地雷を踏んだ」と思ったら、へたに弁解せず、客観的な報告と誠実な謝罪。これでダメなら、「非難の嵐」に耐えるのみである。

間違っても「倍返ししてやろう」などと思ってはならない。ただちに自分が「十倍返し」を受けることになる。これ以上耐えられない、と思ったら、さっさとサヨナラするのがいちばんである。

③「小役人」タイプ

「虎の威《い》を借《か》る狐」「権力を笠《かさ》に着て威張る」タイプ。仕事はたいしてできないが、無能と呼ばれるのを恐れて、今の「肩書」にしがみついている。やはり「上には弱く、下には強い」タイプだが、度量が小さいのでトップには立てない。

とにかく「自分の領域を侵される」のが怖い。「ボス猿」タイプと違って、「不安」と「恐怖」が行動のモチベーションになっている。「下」の者に威張るのが好きで、時々「ボス猿」のマネをしているが、部下からはすべて「お見通し」のことが多い。

自分の「不安」が基準なので、周りからはよくわからない「基準」で怒り出す。要するに「ヒステリー」なのだが、本人はまったく自覚がない。「自分は正しいことを行っている！」という、まさに「ゆがんだ正義感」の体現者なのである。

一度敵に回すと、いつまでもネチネチいやらしい攻撃を続けてくる。「君はたいそう仕事ができるそうだねえ」とか、「さぞ、女性からモテるんだろう？」などと、人の憎しみを掻《か》き立て、歯が浮くようなことを言ってくる。「ぶん殴《なぐ》ってやろうか！」と思うことがあったとしても、本当にそうしてしまうと相手の思うツボ。「ありがとうございます！」と、にっこり笑ってやり過ごすのが正しい戦術である。

目に余るようなことが続いても、正面から本人とやりあってはいけない。裏の「付け届け」が効いているから、管理部が動かないことも多いのだ。本気で勝負するなら、格上の「ボス猿社長」に直訴《じきそ》という手もある。社長から、「君、この件はボクに任せてくれたまえ」と言われれば、「小役人課長」も「社長自《みずか》らそうおっしゃっていただけるなんて、光栄です！」と揉《も》み手《て》で頭を下げるし、社長も満足するだろう……。

ただし、実際にはそううまくいかないことがほとんどなので、くれぐれもご用心を。

④「お局様《つぼね》」タイプ

「女子カースト」の頂点に立つ「裏の社長」タイプ。古参社員であったり、ベテラン課長であったりするが、社内の「肩書」からは想像もできないほどの影響力を持っている。
「裏のカースト」に女性は敏感だが、男性社員は「表のカースト」しかわからないことが多い。女性社員への「親身」な態度や、ちょっとした「声掛け」が、女子ネットワークの中で増幅されて、思わぬ評判を広められていたりする。中には意識しない「セクハラ発言」で「針のむしろを自分で敷《し》く」ような状態になっていることもあるので注意が必要である。

女性社員にとっても、「お局様」の存在はウザいことが多いのだが、「女子カースト」が根《ね》を張っているような職場では、その「空気」に逆《さか》らうのは難しい。「自慢せず」「目立たず」「逆らわず」に仕事をこなすのが無難な選択となってしまう。

「お局様軍団」を敵に回したらどうするか？ どうしても職場をやめられない事情があるのなら、「カースト」の最下位に落ちてもぐっと我慢して、「制裁」に耐えるしかない。本当は「さっさと身を引く」のがいちばんではあるのだが。

⑤「メンタル不調？」タイプ

「もしかして病気なんじゃない？」と感じてしまうようなタイプ。

病院通いが必要な人は、対応がハッキリしている。「問題社員」を受診させたら、実は「アルコール性脳症」や「軽い認知障害」「うつ病」だったという話も聞く。最近は治療でかなりよくなるケースが増えたので、きちんとした通院を勧めたい。

そこまでではないけれど、「ちょっと病的？」と思うような人も時々いる。「パーソナリティ（人格）障害」と診断されている人もいるが、多くはそこまではいかない。

「ちょっとしたことで突然怒り出す」「言っていることがコロコロ変わる」「自分が悪いという考えがまったくない」等々、社会通念の範囲を超えた考えや行動をする人たちは必ずいて、そのために周りも困るし、本人もどうしてよいかわからなくなっていることがある。

当然のことながら、まずは医療機関の受診がお勧め。本人が嫌がる場合は、ムリをせず、周りとの関係調整に努める。「相手の気持ちを理解できない」「指示された内容が頭に入らない」など、「苦手」な分野に対して一つひとつ具体的な対応を図《はか》る。その中で、本人のできることを探して、少しずつ自信をつけてもらい、周りの信頼回復を図っていくのが望ましい。

実際には「そこまでの余裕がない」という職場や個人が多いため、「配置転換」なども検討しながら様子を見るしかないというのが実情だろう。

人生の「試練」

さまざまなタイプの「危険な隣人」がいるが、その中で、「ゆがんだ正義感」によって私たちに不当な攻撃を仕掛けてくる相手を「説得」することは、実際にはきわめて難しい。

こちらにとっては「不当な迫害」であっても、彼らにとっては「正しい行い」なのであり、こちらが何を言っても、「見苦しい弁明」にしか聞こえない。理性的な話し合いや相互理解に基づく交渉の余地など望めないことが多いのだ。

では、そういう相手に対して、私たちはどういう対応ができるだろうか。

相手が会社の上司であっても、近所の隣人たちであっても、さらには親族や家族であっても、いちばん大切なのは、自分自身の「心構え」と「勇気」である。

人生にはさまざまな「試練《しれん》」が訪れる。学校の試験であったり、就職活動であったり、恋愛や結婚、出産と子育て、そして周囲からの不当な攻撃……。

「試練」をすべて望んだ形で乗り越えられれば問題はない。希望する学校に入る。望んだ会社に就職する。好きな職業に就《つ》く。好きな相手と恋愛し結婚する等々。しかし、実際には、そんな順《じゅん》風満帆《ぷうまんぱん》な人生を送る人などごくわずかだ。もっといえば、苦労しなくても簡単に物事が運ぶと思い込んだ人たちは、あとでとんでもない苦労を背負い込んだり、手痛い失敗に打ちのめされて悲惨な人生を送ったりしがちである。

「分割処理」のすすめ

さまざまな「苦難」に見舞われても、自分を見失わずにうまく対処できている人たちがいる。

そういう人たちは、大きな困難を「小分け」することが得意なように見える。「今日できることだけをする」「明日のことは明日にまかせる」、そういう考え方を無理なくできる人たちだ。

直面している問題の困難さに打ちのめされていると、問題が実際より大きく見えて、「自分にはとてもできない」と思い込んでしまう。いちばん問題なのは、自分への「ダメ出し」だ。「すぐに何とかしなければならない」「すべて一人でやらなければならない」「これを失敗したらあとがない」など、自分を追い込んでしまう思考法は、小さな問題の処理には向いているが、大きな困難の解決には向かないのだ。

「分割処理」の仕方としては、次のようなものがある。

・目標値をいくつかのレベルに分割する
・期限や締め切りを段階的に設定し直す
・応援を頼んで、作業を分担してもらう
・苦痛や悲しみのような「感情」もほかの人と分かち合う
・時間を分割して、「今この一瞬」「今日一日」に集中する問題を「細切《こまぎ》れ」にしてしまえば、「何とかなりそうだ」という勇気が湧《わ》いてくる。問題への取り組みで重要なのは、「何とかなりそう」という、自分に対する信頼感なのである。

ちなみに、「試練」を分割する方法は、メンタル・トレーニング上、とても役に立つ方法でもある。筋肉のトレーニングでも、一気に重い負荷をかけ過ぎると身体に無理がかかって続かない。少しずつ定期的に負担をかければ、筋肉が発達して大きな力を発揮《はっき》できるようになる。メンタルのトレーニングも同じで、「小さな試練」を一つひとつ乗り越えていくことで、苦難に負けない強いメンタリティを獲得することが可能になる。

最後の試練は「家族」？

さて、人生のさまざまな「試練」を乗り越えた時、最後に大きな「壁」が待ち構えている。それが「家族」の問題である。

現代社会は、お隣《となり》の人や上司、同僚にも「心を許す」ことが難しい時代である。「危険な隣人」はあちこちに存在する。

では、心を許せるのは「家族」だけなのだろうか？

実は、そうした「心の隙《すき》」が人生を狂《くる》わせているケースは多い。

家に帰った時くらいダラダラしたい。その気持ちは誰でもわかる。仕事で心身ともに疲れ果て、家に帰る頃にはぐったり。たまの休日は、家でのんびり過ごしたい。

だが、「家族サービス」をしないと、妻や子どもたちから責《せ》め立てられる。家族から見れば、いつも「残業で疲れた」と言って、うちのことは何一つしてくれない。子どもの入学式や運動会にもまともに参加したことがない。たまの日曜に、「子どもたちを遊園地にでも連れて行って」と頼んでも、「うちでのんびりしたい」と、構ってくれない。

そのうち妻は何も言わなくなる。子どもたちも大きくなって、「遊んでくれ」とは言わなくなる。夫は、自分の苦労をやっと理解してくれたのかと思っていたら、それはとんでもない勘違い。会社を定年退職したその日、彼を待っていたのは一枚の離婚届だった……というような話が、ひと昔前はよくあった。

今はどうだろう？　女性の社会進出や、その他の事情で専業主婦の数が少なくなったといわれる現代。社会全体や会社の雇用制度の変化とともに、家族のあり方も大きく変わった。それによって夫婦間、親子間の人間関係も、昔とはずいぶん異なったものになってきている。

家族なのだから、自分の「味方」であるはずだ。いや、どんな時も自分の味方でなければならない——といった「確信」は、往々にして裏切られる。その思いが強ければ強いほど、家族が「危険な人物」に豹変《ひょうへん》した時のショックは大きなものになる。

家族の「確執」は根深い

職場や近隣住宅でのトラブルなら、離れてしまえばそれで解決する場合がほとんどだ。

しかし、家族はどうしても離れられない。どんなに憎み合っている者同士でも、親族の不幸や遺産相続の問題などで顔を合わせたり、利害の絡《から》む交渉をせざるをえなくなったりする。「こんなに嫌いなのに、一生縁を切れない」という束縛《そくばく》感が、いっそう本人を苦しめる。

それでも、お互いに「嫌い」だと自覚している場合はまだ救いがある。できるだけ「会いたくない」という感情が、お互いを遠ざけてくれるからだ。

問題なのは、「カプセル親子」のように、お互いが精神的に一体化している場合だ。

「うちの子はいい子で、反抗期なんかなかった」と言う母親がいる。本人がそれを誇りに思っているのは間違いない。子どももその言葉を裏付けるかのように、いつも一緒に行動したりしている。

だがそれは、実はとても恐ろしいことなのだ。男の子の場合は、特に気をつけなければならない。「反抗期」という、遺伝子が定めた「自立のチャンス」を生かせなかったことは、あとになって強い「反動」を生み出すことがある。中年になってから、それは訪れるかもしれないのだ。

七十代の母親から、そろそろ働くようにと促《うなが》されて、ニートだった四十代の息子が母親を刺してしまったニュースがあった。胸の痛む話だが、母親は息子の気持ちを最後まで理解できなかっただろう。そしてその逆もしかり。「家族だから、何でもよくわかっている」という考えは、実は一方的な「思い込み」でしかないことも多いのである。

家族は、その絆《きずな》を一生離すことができない。だからこそ、いちばん厄介な存在でもある。

子どもたちがまだ小さくて、一人で生きていくことができない時期は、親が守ってやらなければならない。またそのように、私たちの脳や身体のメカニズムは出来上がっている。

子どもたちに「自立のシステム」が発動する時期、すなわち「思春期」が訪れたら、彼らの自立を助けながら、少しずつ「距離を置いて」接していかなければならない。だが現代の教育制度の下では、思春期の期間も密着した形で過ごさなければならないことが多い。これは、親にとっても子どもにとっても「おおいなる試練」である。この時期をどのように乗り越えるかで、その後の家族関係、人間関係が決まってくる。

家族の関係に「きれいごと」など通用しない。常に「本音」が求められる。だからこそ「本気」でぶつかり合い、傷つけ合い、お互いにもがき苦しむことになる。その中で、最終的に信頼できる関係を築けるかどうかが、何度も問われることになる。

何年にもわたる苦しみの末に得たものが、「家族への信頼」「自分への信頼」であるならば、どのような人生の苦難に際しても、それがきっと自分を支える「力」になってくれるだろう。

「困難を楽しむ」生き方

どのような困難も、考え方によっては「おもしろい」ものとして楽しむことができる人たちがいる。

作家の結城昌治《ゆうきしょうじ》氏は『死もまた愉し』（講談社文庫）という本を書いた。肺結核の手術、長い療養所生活、そのような苦難にもへこたれず、死を予感しながら、それを受け容れるという心境に至る。今の時代もまた「余生だから、まず一年、目いっぱいに生きることだ」という彼の考えには、学ぶべき点が多い。

毎日、さまざまな攻撃を浴びせられるような状況に置かれれば、誰だって心穏やかにはいられない。それでも、「これは人間観察のよい機会だ」と考えてみたらどうだろう？

「私を攻撃してくる人たちは、どうしてこのような行動に出るのだろう？」「私の知らなかった『人間の本性』を今、経験させてもらっているのだ」と考えて、じっと一人ひとりの言葉や行動を観察してみる。すると、大声であなたを非難する彼らの「本音」や「弱み」が見えてくるかもしれない。

さらに進んで、「せっかくの機会だから、今回学んだことをまとめて、あとで小説にしてみるか」とか、「話のネタにちょうどよいから、もう少しこまめにメモを取ってみよう」などと考えてみるのもよい。

その場で反撃しようとか、自分をわかってもらおうとか考えても、それはムダ。SNSやブログで反論しても、焦《あせ》りの気持ちが先に立って、伝えたいことがうまく伝わらない。かえって相手の主張のほうが拡散したりして、ガッカリするのが関の山である。今はじっくり耐えておき、「あとでゆっくり」というくらいの「構え」がちょうどよいのだ。

「自尊心」を売り渡さない

あなたを不当に攻撃してくる人たちが望んでいるのは、あなたが彼らに「屈服」して、彼らの言いなりになることである。彼らの「世界観」を認め、あなたが「自分らしい生き方」を放棄してしまうことである。

要するに彼らはあなたに、「魂《たましい》」を売り渡し、自分たちの「奴隷《どれい》」になれと言っているのだ。

その自分勝手な要求に、簡単に屈してはならない。

いじめられっ子が、いじめっ子たちによって使い走りをやらされたり、小遣いを巻き上げられたり、川に飛び込まされたりと、無理難題を押しつけられる話をよく聞くが、彼らは、単にお金やなぐさみがほしいだけではない。自分たちよりも「下層」の人間を作ることによって、自分たちの不安定な立場を肯定したいのだ。

「スタンフォード監獄実験」で明らかにされたように、人間は「ほかの人間を自由にしてよい」という権限を与えられると、とたんに凶暴化して、相手を虐待《ぎゃくたい》するようになる。

いじめられっ子が自殺や事故で死んでしまうまで、「いじめ」がどんどんエスカレートすることもよくある。事態が公《おおやけ》になって法的な処罰を与えられたとしても、彼らが問題の「本質」を理解するのはなかなか難しい。

だから、あなたの「自由」が奪われようとする時、相手の機嫌を損《そこ》ねたくないからと、その不当な要求にやすやすと従ってはならない。毎日のように続くひどい暴言や暴力に「自尊心」を奪われてはならない。

相手がほしがっているのは、あなたのお金や持ち物、肩書などではない。一見そのように見えたとしても、本当にほしがっているのは、あなたの「自尊心」であり、「自由」そのものなのである。

「いじめ」に打ち克つ

人間が「生物」である以上、「いじめ」をなくすのは難しい。

私たちには生物学的に、相手を打ち倒して生き延《の》びるというプログラムが組み込まれている。

それが横暴《おうぼう》な行為に繋がらないように、人類は「社会」を発展させ、お互いの自由を尊重するという「法律」や「社会制度」を発達させてきた。そのおかげで人類は、地上でもっとも迅速《じんそく》にその遺伝子を増やし続けることができたのだ。

しかし、お互いの自由を尊重するという生き方は、生物学的な欲求とは相容れない部分がある。だからいつになっても、他者の権利を侵害するという事件が後を絶たない。「いじめ」も「不当な攻撃」も失くなることがない。

「自分はいつも損な役回りばかり。とても立ち直れそうもない」と、悲嘆に暮れている人もまだまだ多い。

しかしだからこそ、「希望」もあるはず。

なぜなら、今生きている人たちは皆、太古から「適者生存」の激しい闘いを生き抜いてきた人類の子孫なのだから。

自分とは、先祖たちの「厳しい闘い」を通して勝ち取られた「尊《とうと》い成果」なのである。それを自覚することもきわめて大切なことだ。現代の「いじめ」くらいで潰《つぶ》されてしまうような、「ヤワな存在」であるはずがないのである。

「情けは人のためならず」

人は、人生のどこかでバランスを取って生きていく存在である。

外面《そとづら》のいい人は、実は家庭ではかなりの嫌われ者だったりする。逆に、家庭内でいい父親や母親を演じている人の中には、その分、職場で愛想《あいそ》が悪かったり、平気で悪態をついたりする人がいる。

日頃のストレスがたまっているせいか、相手が年上だろうと、他人の妻や夫だろうと、自分の家族には決して使わないような言葉で、相手を罵倒《ばとう》したりする人もいる。当人はそれでスッキリしているかもしれないが、必ず誰かに聞かれているし、見られていると思ったほうがよい。

結果として、そうした行為は必ず、自分に跳《は》ね返ってくるものだ。

「情《なさ》けは人のためならず」と、ことわざにもある。

「情けをかける」というのは、人のためになるということだけではない。結局は自分のためになるのだ。こうした言葉の意味をもう一度、噛《か》みしめてみる必要があると思う。

ある時、筆者のもとを訪れた患者さんが、「もしかして?」と、懐《なつ》かしそうにあいさつをされた。「学生時代に、ずいぶんお世話になったことがありましたね?」と。

同じサークルに短期間ながら在籍していたということで、記憶を辿《たど》っていくと、サークルの企画で郊外のテーマパークにみんなで行った時の思い出がよみがえってきた。

「あの時は本当に楽しかったね。でもなぜかその後、救急車に乗っていた記憶がある」

それがなぜなのか、どうしても思い出せない。

そう言うと、彼女は笑顔でこう説明してくれた。

「それは私のせいなんです。あの時、体調がよくなかったのにジェットコースターに乗って、過呼吸の発作を起こしました。息苦しくて手足がしびれてきて、『私、このまま死んじゃうの？』って思った。そうしたら、先輩がすぐ救急車を呼んでくれたんです。『自分はまだ医学生だから、悔《くや》しいけれど何もできない。せめて病院まで付き添ってあげるから、心配しないでいいよ』って言ってくれた。それがどれほどうれしかったことか……。あの時の感謝の気持ちは、今も忘れません。今日は信頼できる先生にまたお会いできて、本当によい日になりました」

世間は本当に狭《せま》い。「因果《いんが》はめぐる」というけれど、昔、何気《なにげ》なく行った自分の行為が、めぐりめぐって今の自分に大きな影響を与えることもある。だから今、この一瞬を大切にしたほうがよい。身近な人たちとの「付き合い」をおろそかにしないほうがよい。「危険な隣人」の問題は、このような「生きていくうえで大切なこと」を、私たちにもう一度思い出させてくれるのである。

人は死んで、何を残すのか?

生物学的な視点から見れば、人生とは「生きる」ことだ。結婚して子どもを残し、そして死んでゆく。単純にいえば、それだけのことだ。

そのように考えると、「人生に意味などない」と断言した、哲学者フリードリッヒ・ニーチェを思い出す人もいるだろう。当時の世界観や従来の哲学の枠を超えて、「善悪の彼岸《ひがん》」を目指した彼の指摘は実に鋭《するど》いものがある。

とはいえ、私たち人間は、どうしても「人生の意味」を求めてしまう存在でもある。

オーストリアの精神科医ヴィクトール・フランクルは、「人生の意味について」、次のように語っている。「われわれが人生の意味を問うのではなくて、われわれ自身が問われた者として体験されるのである」(『夜と霧』みすず書房)。つまり、私たちが人生の意味を追い求める必要はない。人生は直接、私たちに問いかけてくる。目の前の困難や課題と向き合う中で、「人生の意味」はおのずから明らかになってくるのではないか、と。

「危険な隣人」の問題は、実はあなた自身の問題なのだと、この本の最初に述べた。彼らはあなたの「自由」と「誇り」について、あなたに直接問いかけてくる。こうした「人生の問いかけ」

について、私たちは真剣に答えていくべきではないだろうか。

これからの時代、私たちはいったいどこへ行こうとしているのだろうか？　あなた自身は今、何をしようとしているのだろうか？

「虎は死して皮を留め、人は死して名を残す」という言葉がある。それを踏《ふ》まえて、「人間は死んで『恥《はじ》』を残す」と言った人がいた。

「日本は『恥』の文化だ」という言葉を聞いたのは、ずいぶん昔のことだ。それでも、「周りに迷惑をかけるのは恥《は》ずかしいことだ」という感覚で、日本人のモラルが保たれている実例を、地震や洪水の時などの人々の行動の中に見ることができる。

「危険な隣人」の問題を考えると、改めて自分の中の「行動基準」について思いが及ぶ。自分は「恥ずかしくない人生」を歩んでいるか？　と考えることがある。

ある先輩に「人生の意味」について問うたら、「『人生は旅だ』というだろう？　あるいは、『旅の恥はかき捨て』ともいうだろう？」という答えが返ってきた。「だから、そんなに気にする必要はないんだよ。『人生の恥はかき捨て』なんだから」。なるほど。

私たちは死んで、何を残すだろうか？

「グローバル化社会」といわれるようになって久しい。

インターネットを通して、世界中のさまざまな文化や習慣が、「お隣さん」のレベルで私たちの生活の中に入り込んできた。

私たち日本人の生き方の優れた点が多くの人たちに知られたり、当たり前だと思っていたことが実はとても重要なことだと、逆に教えられたりする機会も増えた。同時に、日本人に対する誤解やいわれのない非難など、世界的なレベルでの「危険な隣人」問題も多発するようになった。

私たちは今一度、自分たちの歴史と文化について深く考え直す必要があるだろう。お互いに率直に意見を交《か》わす中で、さまざまな生き方・考え方を認め合い、うまく付き合っていくやり方を見つけていかなければならない。

だからこそ、お互いの「自由」を尊重する姿勢が重要になる。またそのためにも、日本人としての「誇り」を持ち続けていくことがとても大切だろう。

そうした気持ちがますます大きくなっていくのは、筆者だけの感想ではないはず。そう願いつつ、筆を擱《お》くこととする。

おわりに

一般内科や心療内科の外来を訪れる人たちから話を伺《うかが》っていると、さまざまな人間関係のトラブルで心身の調子を崩してしまい、やむなく治療を受けに来たという人が実に多い。

上司に毎日のように怒鳴られ続けて、すっかり自信をなくしてしまった人、お隣《となり》の住人とのトラブルで毎日不眠と頭痛に悩まされている人、学校でのいじめで息子さんが不登校になってしまい、不満のはけ口としての暴言や暴力に悩まされ続けているお母さん……。

それぞれの体やメンタルの不調に対して、薬を処方したり、相談に乗ったりするのが日課。しかし、どう見ても本人の責任とは思えないことが多く、本人の「治療」を続けているだけではどうしようもないのでは？　と考えるようになった。

いろいろな話を聞いていると、その原因となる「危険な隣人」「危険な上司」には、ある一定のパターンと一定のキャラクターが存在しているように思えてくる。

本当は自信がないのに、必死になって「管理職」の座にしがみついている小心者の部長、周りへの「共感」がまったくできず、部下の苦しみをわからずに自分勝手な指示ばかり出す上司、

「ママ友」の仕切り役で、自分より優れている人を見るとネチネチ嫌がらせをする女性……。

そうした「相手側の問題」についてよく調べたうえで、具体的な対策を立てたほうがよいと考えるようになった。また「ママカースト」や「スクールカースト」について聞くことがあり、いじめや嫌がらせが生じる「場」の問題についても書き加えたいと思った。

この本は、そのような「悩める人たち」の疑問や苦悩に答える目的で企画し、執筆を続けた結果、ようやくできあがった一冊である。「危険な隣人」の幅が広く、それぞれ独自の問題があるため、いくつかの章に分けて書き進めたが、まだまだ解明されていない課題も多く、筆者の仮説を交えて議論を進めざるをえなかった。その点はご容赦《ようしゃ》いただきたい。

実は筆者もまた、「空気が読めない」人間の一人であり、そのために、これまで何度も痛い目に遭《あ》ってきた。しかしその分、さまざまな貴重な体験を積むことができ、その後の人生に役立つことも多かったと思っている。

だからこの本は、「空気が読めなくて苦しんでいる人」のために書かれている。「空気を読まない自分に気づかなかった人」に向けても書かれている。そして、「空気を読みすぎて疲れ果て、どうしてよいかわからなくなった人」に向けても書かれている。

目に見える「危険な隣人」との闘いは、目に見えない「空気」との闘いでもある。「どうしてこうなってしまったのか？」「これからいったいどうすればよいのか？」という強い「悩み」と、出口の見えない「苦しみ」に対して、何らかの「援助」ができるならば、筆者としてこれほどうれしいことはない。

なお、この本を書くにあたって具体的な事例提供やアドバイスをいただいた、鳥海薫子《とりうみしょうこ》さんはじめ、ご協力いただいた多くの方たちにお礼を言いたい。筆者一人の力では、多忙な臨床の合間を縫《ぬ》っての執筆はとうていなしえなかった。

なかなか仕上がらない原稿を粘《ねば》り強くお待ちいただいた、講談社の村上誠さんにもここで心からの謝辞を申し上げたい。執筆内容について的確な指摘を何度もいただいた。

最後に、「次の本はまだできあがらないんですか？」「楽しみにして待っています」と励《はげ》まし続けてくれた、多くの友人と受診者の方々にお礼を言いたい。この本を上梓《じょうし》できたのも、こうした方々の熱意のおかげである。本当にありがとうございました。

二〇一六年春

筆者しるす

〔参考文献（引用順）〕

ロバート・ヘア著『診断名サイコパス――身近にひそむ異常人格者たち』ハヤカワ文庫NF
ジェームズ・ブレアほか著『サイコパス―冷淡な脳―』星和書店
ジェームス・ファロン著『サイコパス・インサイド―ある神経科学者の脳の謎への旅』金剛出版
ケヴィン・ダットン著『サイコパス　秘められた能力』NHK出版
マーサ・スタウト著『良心をもたない人たち』草思社文庫
マリー＝フランス・イルゴイエンヌ著『モラル・ハラスメント――人を傷つけずにはいられない』紀伊國屋書店
『DSM-5（精神疾患の診断・統計マニュアル・第５版）』医学書院
荻上チキ著『ネットいじめ　ウェブ社会と終わりなき「キャラ戦争」』PHP新書
森口朗著『いじめの構造』新潮新書
鈴木翔著『教室内《スクール》カースト』光文社新書
エーリッヒ・フロム著『自由からの逃走』東京創元社
内藤朝雄著『いじめの社会理論――その生態学的秩序の生成と解体』柏書房
フィリップ・ジンバルドー著『ルシファー・エフェクト　ふつうの人が悪魔に変わるとき』海と月社
ハンナ・アーレント著『イェルサレムのアイヒマン―悪の陳腐さについての報告』みすず書房
スタンレー・ミルグラム著『服従の心理』河出書房新社
ギュスターヴ・ル・ボン著『群衆心理』講談社学術文庫
山本七平著『「空気」の研究』文春文庫
結城昌治著『死もまた愉し』講談社文庫
ヴィクトール・フランクル著『夜と霧』みすず書房

梅谷 薫

内科医師。1954年生まれ。東京大学医学部卒業。内科・消化器内科の専門医として外来診療・内視鏡検査を行う。日本心身医学会会員、日本精神神経学会会員。うつ病や適応障害などメンタル不調の診療にも従事。さらに日本医師会認定産業医として、一部上場企業からIT企業まで、さまざまな職場でストレスチェックやうつ病の復職指導などにあたっている。

著書には『「毒になる言葉」「薬になる言葉」』(講談社+α文庫)、『あなたの感情を「毒」にしない生き方』(実業之日本社)など多数。

講談社+α新書 722-1 A

ゆがんだ正義感《せいぎかん》で他人《たにん》を支配《しはい》しようとする人《ひと》

梅谷《うめたに》 薫《かおる**》 ©Kaoru Umetani 2016

2016年3月17日第1刷発行

発行者——— 鈴木 哲

発行所——— 株式会社 講談社
東京都文京区音羽2-12-21 〒112-8001
電話 編集(03)5395-3522
販売(03)5395-4415
業務(03)5395-3615

装画——— ©TETSUYA TOSHIMA/amanaimages

デザイン——— 鈴木成一デザイン室

カバー印刷——— 共同印刷株式会社

印刷——— 慶昌堂印刷株式会社

製本——— 株式会社若林製本工場

本文データ制作——— 講談社デジタル製作部

本文図版——— 朝日メディアインターナショナル株式会社

定価はカバーに表示してあります。

落丁本・乱丁本は購入書店名を明記のうえ、小社業務あてにお送りください。

送料は小社負担にてお取り替えします。

なお、この本の内容についてのお問い合わせは第一事業局企画部「+α新書」あてにお願いいたします。

本書のコピー、スキャン、デジタル化等の無断複製は著作権法上での例外を除き禁じられています。本書を代行業者等の第三者に依頼してスキャンやデジタル化することは、たとえ個人や家庭内の利用でも著作権法違反です。
Printed in Japan

ISBN978-4-06-272933-8

講談社+α新書

10歳若返る！ トウガラシを食べて体をねじるダイエット健康法
松井 薫
美魔女も実践して若返り、血流が大幅に向上!! 脂肪を燃やしながら体の内側から健康になる!!
840円 708-1 B

「絶対ダマされない人」ほどダマされる
多田文明
「こちらは消費生活センターです」「郵便局です」……ウッカリ信じたらあなたもすぐエジキに！
840円 705-1 C

熟成・希少部位・塊焼き 日本の宝・和牛の真髄を食らい尽くす
千葉祐士
牛と育ち、肉フェス連覇を果たした著者が明かす、和牛の美味しさの本当の基準とランキング
880円 706-1 B

金魚はすごい
吉田信行
かわいくて綺麗なだけが金魚じゃない。金魚が「面白深く分かる本」金魚ってこんなにすごい！
840円 707-1 D

なぜヒラリー・クリントンを大統領にしないのか？
佐藤則男
グローバルパワー低下、内なる分断、ジェンダー対立。NY発、大混戦の米大統領選挙の真相。
880円 709-1 C

ネオ韓方 女性の病気が治るキレイになる「子宮ケア」実践メソッド
キム・ソヒョン
元ミス・コリアの韓方医が「美人長命」習慣を。韓流女優たちの美肌と美スタイルの秘密とは!?
840円 710-1 B

中国経済「1100兆円破綻」の衝撃
近藤大介
7000万人が総額560兆円を失ったと言われる今回の中国株バブル崩壊の実態に迫る！
760円 711-1 C

会社という病
江上 剛
人事、出世、派閥、上司、残業、査定、成果主義……。諸悪の根源＝会社の病理を一刀両断！
850円 712-1 C

GDP4%の日本農業は自動車産業を超える
窪田新之助
2025年には、1戸あたり10ヘクタールに!! 超大規模化する農地で、農業は輸出産業になる！
890円 713-1 C

中国が喰いモノにするアフリカを日本が救う 200兆円市場のラストフロンティアで儲ける
ムウェテ・ムルアカ
世界の嫌われ者・中国から〝ラストフロンティア〟を取り戻せ！ 日本の成長を約束する本!!
840円 714-1 C

インドと日本は最強コンビ
サンジーヴ・スィンハ
天才コンサルタントが見た、日本企業と人々の「何コレ!?」——日本とインドは最強のコンビ
840円 715-1 C

表示価格はすべて本体価格（税別）です。本体価格は変更することがあります